# TOD

WIR MÜSSEN ÜBERS

# STERBEN

REDEN

Elias Hellbach

**Bibliografische Informationen der Deutschen Nationalbibliothek:**

Die Deutsche Nationalbibliothek verzeichnet diese Publikation in der Deutschen Nationalbibliografie. Detaillierte bibliografische Daten sind im Internet über https://www.dnb.de abrufbar.

**Hinweise:**



**Haftungsausschluss:**



1. Auflage Oktober 2020
TOD - WIR MÜSSEN ÜBERS STERBEN REDEN
ISBN: 9798550026816

# INHALT

# Ich muss gar nichts, außer sterben

Ich muss gar nichts, außer sterben! – mein Vater hat diesen Satz früher oft gesagt und ich kann mich noch genau daran erinnern, wie schockiert ich als Kind über seine Aussage war. Wie kann man eben noch Scherze machen, über banale Dinge reden und dann so etwas sagen?

Meist fiel dieser Satz im Zusammenhang mit einer Aufforderung, wie zum Beispiel, „Du musst mir noch etwas vorlesen, Papa“. Immer, wenn das Wort „müssen“ vorkam, pflegte er, diesen Spruch zu sagen, und ich fand es nie lustig. Ich wollte einfach nicht, dass er dieses Thema erwähnt, weil ich die Vorstellung, dass er irgendwann nicht mehr da ist, nicht ertragen konnte. Aber warum ist das so? Gehört der Tod nicht zum Leben dazu? Es ist kein Geheimnis, dass jeder Mensch sterben wird, und trotzdem ist es fast immer ein Schock, wenn jemand von uns geht.

Nichts ist endgültiger als der Tod. Wir Menschen streben danach, alles zu wissen, alles planen zu können, und leben so, als ob wir ewig Zeit haben, obwohl wir wissen, dass es faktisch nicht so ist. Der Tod ist im Alltag kaum vorhanden, man sieht ihn nicht und man spürt ihn nicht. Trotzdem lauert er hinter jeder Ecke, er kommt mal vorhersehbar und dann wieder überraschend. Im Grunde genommen weiß man nie, wann es vorbei ist. Wann es vorbei ist, jemand geht von uns – alles subtile Umschreibungen für das Sterben. Selbst in unserer alltäglichen Sprache sprechen wir das Unumgängliche nicht gerne aus, sei es aus Aberglaube oder Gewohnheit.

Der Tod ist ein kontroverses Thema, viele

haben Angst vor ihm und manche fürchten ihn überhaupt nicht. Meist ist es die Furcht vor dem Unbekannten, die gerade nicht-religiöse Menschen quält. Aber auch die Personen, die an ein Leben nach dem Tod glauben, sind sich nicht immer sicher, ob sie überhaupt die Voraussetzungen erfüllen, um in den Himmel zu kommen.

Was nach dem Tod kommt, kann eigentlich niemand wirklich wissen, aber mit dem, was vor dem Tod beziehungsweise beim Sterben passiert, beschäftigen wir uns in diesem Buch. Wie läuft sterben ab, was fühlt man dabei und sieht man wirklich ein helles Licht am Ende des Tunnels? Was passiert mit den Menschen, die zurückbleiben, wie kann man ihnen in ihrer Trauer helfen und was ist Trauer eigentlich genau?

Natürlich werden wir uns auch mit praktischen Dingen, wie zum Beispiel eine Beerdigung abläuft und worauf man achten sollte, wenn man sein Testament macht, beschäftigen. Diese Sachen gehören nämlich auch zum Sterben dazu. Der Tod bedeutet tatsächlich einen nicht zu unterschätzenden bürokratischen Aufwand.

Andere wichtige Aspekte sind, dem Sterbenden einen würdevollen Abschied zu ermöglichen sowie die Trauerbegleitung der Angehörigen. Was wir beim Tod oft vergessen, sind die Menschen, die zurückbleiben. Der Verstorbene ist ja nicht mehr da und muss sich um nichts mehr kümmern, aber die Freunde, Familie und Bekannten müssen meist weiter funktionieren, obwohl das Gefühl des Verlusts meist unerträglich ist. Auch dafür ist ein Testament sehr praktisch, da man seinen Liebsten in der schwersten Zeit Entscheidungen abnehmen kann, zu denen sie momentan nicht in der Lage sind.

Dann stellt sich noch für die Verbliebenen die Frage, wie man nach dem Tod weiterleben kann und ob man dies überhaupt darf. Ist es erlaubt, auch wieder glücklich zu sein? Und schließlich kommen die Fragen auf, die uns seit unserer Kindheit nicht schlafen lassen: Wohin gehen wir, wenn wir sterben? Sehen wir uns wieder? – Wir werden vielleicht nicht alles beantworten können, aber ich hoffe, dass Ihnen das Buch weiterhilft, ein besseres Verständnis vom Tod und allem, was dazu gehört, zu bekommen. Es wird versucht, so viele Perspektiven wie möglich mit in das Buch einzubeziehen.

Zugegeben, das Lebensende ist kein leichtes Thema und Sie fragen sich bestimmt, warum Sie sich überhaupt damit beschäftigen sollten. Es hört sich vielleicht zuerst absurd an, aber es lohnt sich tatsächlich, sich damit auseinanderzusetzen. Im Folgenden werde ich Ihnen drei Gründe nennen, warum sich jeder mindestens einmal mit dem Tod befassen sollte.

**Sie erkennen sich und das, was wirklich wichtig ist.**

Das Leben bekommt erst durch die Vergänglichkeit seine wahre Bedeutung. Würden wir ewig leben, wäre alles, was wir machen, egal. Durch die begrenzte Zeit müssen wir uns überlegen, wie wir diese Frist am besten ausnutzen können und wer wir sein wollen. Bis jetzt ist nur dieses eine Leben sicher und auch da wissen wir nie, wann es zu Ende ist. Es klingt zwar etwas klischeehaft, wenn man sagt, dass man jeden Tag so leben sollte, als wäre es der letzte, aber tatsächlich steckt hinter diesem Sprichwort die brachiale Wahrheit.

Ist uns diese erst einmal bewusst, können wir unsere Energie nicht mehr in Dinge stecken, die uns nicht glücklich machen oder uns weiter von dem Menschen entfernen, der wir sein wollen. Ein weiterer wichtiger Aspekt ist, dass wir wählerischer mit unserer Zeit und den Menschen, mit denen wir sie verbringen, umgehen. Wir können uns bewusst machen, wer in unserem Leben wirklich zählt, wen wir aufrichtig mögen/lieben und wer uns gut tut. Dadurch befreien wir uns von sogenannten Zeitfressern, denn wir wissen jetzt: Nichts ist kostbarer als Zeit und am Ende unseres Lebens gibt es nichts zu bereuen für uns. Das bringt mich zum nächsten Grund.

## Sie bauen Ihre Angst vor dem Tod ab

Meist ist es das Ungewisse, was uns im Leben Angst macht. Das erleben wir schon, wenn wir als Kinder in die Grundschule kommen. Es ist diese diffuse Angst, dass wir nicht wissen, was passieren wird.

Werden uns die anderen Kinder überhaupt mögen und werden wir neue Freunde finden? So ähnlich geht es uns dabei, wenn wir über das Sterben nachdenken. Die meisten Menschen wissen oft nicht viel darüber, weil sie sich nicht mit dem Thema befassen, sodass viele Fragen offenbleiben, die sich oft in Alpträumen oder Angst äußern.

Aber je mehr wir über etwas wissen, desto sicherer werden wir und es werden viele Fragen geklärt werden. Viele Leute fürchten sich auch nicht direkt vor dem Tod, sondern vor dem, was er vielleicht mit sich bringt. Da ist einmal der Verlust, dann ist es die Sorge vor Schmerzen oder einfach das Bedauern, das man sein Leben eventuell nicht so gelebt hat, wie man wollte. Je mehr Antworten man findet, desto besser kann man seine Ängste in den Griff bekommen und entspannter mit dem Thema umgehen. Der Tod ist das Natürlichste auf der Welt, wenn wir lernen, das zu akzeptieren, wird unser Leben viel freier und schöner.

## Um für sich und für andere vorzusorgen

Wie bereits oben erwähnt, bedeutet Sterben für die

Angehörigen einen immensen bürokratischen Aufwand. Diesen kann man seinen Liebsten bis zu einem gewissen Grad ersparen, indem man zum Beispiel ein Testament anlegt und seine Angelegenheiten schon vorher regelt, sodass keine Fragen offenbleiben. Wenn man sich den Aufwand eines Testaments ersparen will, hilft es trotzdem, mit seinen Verwandten oder den Leuten, die einem am nächsten stehen, zu kommunizieren und seine Wünsche zu teilen – sei es über die Blumenarrangements oder die Musik, die man sich für seine Beerdigung wünscht. Dies sind nämlich alles Entscheidungen, die die Hinterbliebenen treffen müssen und zu denen sie in vielen Fällen nicht in der Lage sind, da der Verlust sie in eine Art Starre versetzt. Es ist schön, wenn man in solchen Fällen einfach eine Liste hat, an die man sich halten und die man abarbeiten kann, und nicht alles allein beschließen muss. Außerdem wünschen wir uns alle, für die Menschen, die uns am nächsten stehen, dass es ihnen einigermaßen gut geht. So können wir für den Fall, dass wir nicht mehr da sind, vorsorgen und ihnen wenigstens eine kleine Last von den Schultern nehmen.

Es gibt tatsächlich noch mehr Gründe, sich mit dem Tod zu beschäftigen, aber ich finde, diese drei sollten ausreichen, um einem die Bedeutsamkeit klar zu machen. Wir können unserem derzeitigen Leben mehr Dankbarkeit entgegenbringen, bauen Ängste ab und können den liebsten Menschen unseres Lebens ihr eigenes Leben erleichtern. Oft zählt am Ende nur das.

Aber was passiert beim Sterben eigentlich im Körper? Wie läuft der Sterbevorgang ab und wann ist man wirklich Tod? Mit diesen Fragen werden wir uns im Folgenden beschäftigen.

# Sterben – aus biologischer Sicht

Sterben ist nicht gleich sterben. Man kann innerhalb von Millisekunden sterben, bei einem starken Aufprall zum Beispiel, und manchmal zieht sich der Prozess über mehrere Wochen. Was aber alle Todesarten gemeinsam haben, ist, dass die Organe aufhören, zu funktionieren, und so der Organismus nicht mehr am Leben gehalten werden kann. Es ist eine Art Kettenreaktion, die oft vom Herzstillstand eingeleitet wird. Dieses schlägt nicht mehr und hört dadurch auf, das sauerstoffversetzte Blut in die unterschiedlichen Areale des Körpers zu pumpen.

Dann können auch die anderen Organe nicht mehr richtig arbeiten. Die Herz-und Atemfunktion wird eingestellt und das Gehirn wird nicht mehr mit Sauerstoff versorgt und stellt, je nach Person, die Hirntätigkeit nach Sekunden bis Minuten vollkommen ein. Schon nach zehn Minuten Sauerstoffmangel im Gehirn sind die Schäden in 99 % der Fälle irreparabel. Da das Gehirn mit das empfindlichste Organ des Körpers ist und eine hohe Anfälligkeit für die Unterbrechung von Sauerstoff- und Nährstoffzufuhr hat, führt dies in den meisten Fällen zum Hirntod, der dann als der offizielle Todeszeitpunkt gilt.

Wenn dieser eintritt, fallen alle relevanten Lebensfunktionen endgültig aus und es gibt kein Zurück mehr. Ungefähr 10 bis 20 Minuten nach dem Hirntod sterben auch im Herz die ersten Zellen ab und dann folgen die Leber- und Lungenzellen. Die Nieren stellen ihren Betrieb erst nach zwei Stunden endgültig ein. Biologisch gesehen ist der Tod ein nach und nach einsetzender Verlust der unterschiedlichen Organfunktionen. In Deutschland muss der Hirntod vom Menschen von mindestens zwei Ärzten festgestellt werden, von denen einer Facharzt für Neurologie oder Neurochirurgie sein muss.

Nach dem Hirntod gibt es auch auf äußerer Ebene Anzeichen beim Verstorbenen. So entwickelt er nach einer halben Stunde erste Totenflecke auf der Haut, die dadurch entstehen, dass das Blut nicht mehr richtig ablaufen kann und sich in tieferen Stellen des Körpers ansammelt und diese dort verfärbt. Zusätzlich setzt nach circa zwei Stunden die sogenannte Leichenstarre ein, auch unter anderem Totenstarre genannt, die durch das Ausfallen des Stoffwechsels eingeleitet wird. Die Muskulatur erstarrt für 24 bis 48 Stunden. Verantwortlich dafür ist die fehlende Eiweißproduktion, die beim lebendigen Menschen dafür sorgt, dass sich Muskeln bewegen können. Wenn die Muskelproteine Aktin und Myosin nicht mehr isoliert werden können, sind die Muskeln nicht mehr in der Lage, sich zu entspannen, und erstarren. Nach spätestens 48 Stunden löst sich diese wieder und der Verwesungsprozess setzt endgültig ein.

Dies ist erst einmal eine grobe Zusammenfassung vom Prozess des Sterbens. Natürlich passieren auf der chemisch-biologischen Ebene noch viel mehr Dinge, mit denen wir uns aber nicht weiter beschäftigen werden, da sie uns als Laien nicht wirklich weiterbringen. Die meisten Menschen interessiert eher, mich eingeschlossen, was man dabei fühlt, wenn man stirbt. Im Laufe meiner Recherchen ist mir klar geworden, dass es nicht „den einen Tod" gibt und dass Menschen Unterschiedliches empfinden, je nach Sterbeart. Es gibt viele verschiedene Wege, den Tod zu finden, aber durchschnittlich sterben die meisten Menschen nicht plötzlich, sondern nach längerer Krankheit.

Im Folgenden möchte ich darauf eingehen, was ein Mensch fühlt, wenn er stirbt.

# Sterben – Wie fühlt sich das an?

Es gibt nicht „den einen Tod“. Menschen nehmen ihren Tod unterschiedlich wahr und man kann diesen Prozess schwer verallgemeinern. Die meisten Menschen haben aber gemeinsam, dass sie, wenn es dem Ende zugeht, immer weniger Energie haben. Sie fühlen sich schlapp, müde und dämmern zwischendurch immer wieder weg. Diese Erschöpfung kommt meist durch den Anstieg von Kohlendioxid im Blut und wird von dem Sterbenden aber nicht als unangenehm empfunden, sondern eher als beruhigend.

Die Körperenergie wird immer schwächer und man hat oft den Wunsch nach Ruhe und Schlaf. Die meisten Menschen erleben diesen Energieverlust nicht in Verbindung mit Angst, sondern vergleichen das Gefühl eher damit, wie man sich fühlt, wenn man sich nach einem anstrengenden Tag endlich ins Bett legen kann und entspannt. Es ist schön, wenn man sich ausruhen kann.

Im Gegensatz dazu kommt es auch vor, dass Menschen unruhig werden und den inneren Drang verspüren, sich zu bewegen. Dies äußert sich dann oft durch Zupfen an den Kissen, häufiges Hin- und Herwälzen und Zurückschlagen der Bettdecke.

Meist steht dieses Verhalten im Zusammenhang damit, dass der Sterbende Angst empfindet und sich gegen das stille Liegen wehrt. In dem Fall reicht es oft, wenn Menschen, die dem Sterbenden nahe stehen, diesen beruhigen, zum Beispiel durch ein aufmunterndes Händedrücken. Häufig berichten Angehörige, dass die Menschen sehr nach innen gekehrt sind. Manchmal reicht die Energie nicht aus, um aktiv alles auszusprechen, was in einem vorgeht, aber man ist durchaus in der Lage, nachzudenken. Der Patient wirkt, als ob er schläft, obwohl er mit geschlossenen Augen wach ist. Manchmal bringen Sterbende die Realität durcheinander, da zeitliche Begriffe wie „heute" und „vor zwanzig Jahren" miteinander verschwimmen und nicht mehr klar zu trennen sind. Dies ist normal und es ist wichtig, die Menschen nicht zu korrigieren, da sie sich dadurch verwirrt fühlen können. Viele Prozesse laufen auch im Inneren des Sterbenden ab. So hält er häufig mit sich selbst Zwiesprache und zieht Bilanz über sein Leben. Dieser Prozess ist nicht immer angenehm und es kann helfen, jemanden an seiner Seite zu haben, der für einen da ist. Ein anderer Aspekt ist, dass Menschen, wenn sie dem Tod nahe sind, oft eine Art Kälte spüren, da der Kreislauf sich verändert. Die Durchblutung läuft langsamer und dadurch sinkt die Temperatur des Körpers.

Gerade die Extremitäten Arme und Beine kühlen ab, da sie am weitesten vom Herz entfernt sind. Man kann dem Gefühl der Kälte entgegenwirken, indem man dem Betroffenen wärmere Kleidungsstücke anzieht oder ein Körnerkissen erwärmt. Manchmal kommt es beim Sterben aber auch zu einem gegenteiligen Prozess. Der Sterbende fängt an, stark zu schwitzen, aber auch dem kann man entgegenwirken, indem man zum Beispiel regelmäßig lüftet und auch vielleicht eine dünnere Decke besorgt. Beide Empfindungen werden aber nicht als schlimm beschrieben und sind leicht zu beheben. Auch die Atmung des Betroffenen ändert sich. So haben Angehörige oft Angst, dass der Sterbende keine Luft mehr bekommt, da der Atem anfängt, zu rasseln, zwischendurch immer wieder aussetzt und mit der Zeit auch flacher wird. Das Rasselgeräusch der Sterbenden kommt daher, dass sie den Schleim, der sich in der Lunge bildet, nicht mehr abhusten können, da die Energie dafür fehlt. Dies ist aber für den Patienten nicht schlimm und er wird dadurch nicht beeinträchtigt, sodass man sich nicht sorgen muss. Es gehört einfach dazu. Die meisten Sterbenden haben gemeinsam, dass ihr Hunger-

und Durstgefühl stark nachlässt oder vollkommen verschwindet. Sie essen und trinken immer weniger, ohne sich dabei schlecht zu fühlen. Wenn das Gehirn abstirbt, schüttet es eine enorme Menge an Botenstoffen wie Dopamin aus, das für unser Glücksgefühl zuständig ist. Unser Belohnungszentrum wird aktiviert und dieses strahlt ganz viel Wärme aus, die wir oft gleichsetzen mit Geborgenheit. Wahrscheinlich fühlt sich die Sekunde, in der wir sterben, so an, wie ein Feuerwerk in unserem Kopf, das uns mit einer Welle von Glück überschwemmt, und diese Vorstellung ist doch nicht allzu schrecklich, oder?

# STERBEN AUF EINE SCHLIMME ART UND WEISE

Die breite Masse hat Alpträume, auf eine besonders schlimme Weise zu sterben. Wir malen uns manchmal die schrecklichsten Dinge in unserem Kopf aus und fangen an, nachts wach zu liegen und uns zu fürchten. Horrorfilme oder auch gruselige Bücher bedienen sich häufig an diesen Klischees und versetzen uns mit gruseligen Szenen in Angst und Schrecken.

Natürlich möchte niemand einen schlimmen Tod haben, aber wir müssen uns bewusst machen, dass es meist nicht die Befürchtung direkt vor dem eigentlichen Tod ist, sondern die Angst vor Schmerzen. Dass diese in den meisten Fällen unbegründet ist, möchte ich Ihnen im folgenden Kapitel begründen.

**Ertrinken**

Viele Menschen haben Angst davor, zu ertrinken. Gerade, wenn man am Meer Urlaub macht, kommt dieser Gedanke dem einen oder anderen in den

Sinn. Oft können diese Personen auch nicht so gut schwimmen, sodass die Angst nicht komplett unbegründet ist. Wichtig ist einfach, dass man, wenn man sich nicht sicher fühlt, immer in der Nähe von anderen Leuten ins Wasser geht und am besten nur da, wo man stehen kann.

Ertrinken an sich geht relativ schnell. Sobald ein Mensch sich nicht mehr über Wasser halten kann und keine Luft mehr bekommt, atmet er irgendwann Wasser ein, da er den Atemantrieb nicht unterdrücken kann. Da das Gehirn keinen Sauerstoff mehr bekommt, wird man nach circa ein bis zwei Minuten bewusstlos und bekommt von seinem eigenen Tod nichts mehr mit.

**Verbrennen**

Wahrscheinlich beflügelt nichts so sehr die eigene Angst als der Gedanke, lebendig zu verbrennen. Tatsächlich ist es aber so, dass die Flammen einen den Sauerstoff entziehen und man nach ein paar Sekunden das Bewusstsein verliert.

So kriegt man auch davon eigentlich nichts mit. Selbst, wenn man aus irgendeinem Grund bei Bewusstsein bleibt, werden durch den vom Körper ausgelösten Adrenalinschub die Schmerzen überdeckt.

**Erfrieren**

In Deutschland erfrieren jährlich nur noch sehr wenige Menschen und das meistens in Kombination mit einer Alkoholvergiftung, da diese die Unterkühlung beschleunigt, ohne dass die betroffene Person es direkt mitbekommt. Wenn die Körpertemperatur in einen kritischen Bereich absinkt (ab 35 Grad), fangen die Muskeln unkontrolliert an, zu zittern, um die Wärmeproduktion des Organismus wieder hochzutreiben.

Wenn dies alles nicht hilft und der Mensch sich nicht aus der Kälte retten kann, geben irgendwann die Gefäße nach, sodass Blut unkontrolliert durch den Körper laufen kann. Paradoxerweise spürt der Erfrierende dadurch keine Kälte, sondern eine angenehme Wärme, die den Körper durchströmt.

Aus diesem Grund findet man erfrorene Menschen oft ohne Jacke und wenig bekleidet, da ihnen vor ihrem Tod warm gewesen ist. Irgendwann verlieren sie das Bewusstsein.

**Herunterfallen**

Ein falscher Schritt und das war es? Tatsächlich ist ein Sturz ab drei Metern lebensgefährlich und ab zehn Metern sind die Überlebenschancen so gut wie nicht vorhanden. Es gibt natürlich immer Einzelfälle, die auch einen Sturz aus weiteren Höhen überlebt haben, doch gehört dies eher zur Ausnahme. Der Stürzende leidet beim Aufprall an einem Zerberstungstrauma und ist in der Regel sofort tot. Ansonsten fällt er direkt in Ohnmacht aufgrund der Schmerzen.

Alles keine angenehmen Themen, über die man sich gerne unterhält oder von denen man hören möchte, aber vielleicht konnte ich Ihnen etwas die Angst nehmen. Es ist wichtig, sich seinen Ängsten zu stellen und etwas darüber herauszufinden. Wenn wir uns mit unseren schlimmsten Befürchtungen beschäftigen, merken wir oft, dass sie eigentlich gar nicht so schlimm sind, und wir entzaubern sie dadurch.

Ich habe Ihnen die für das menschliche Gehirn schrecklichsten Arten, zu sterben, aufgezeigt und im Grunde genommen laufen sie alle auf das Gleiche hinaus: Man wird bewusstlos und bekommt nichts von den Schmerzen, die man so sehr befürchtet, mit. Es hört sich vielleicht makaber an, darüber zu reden, aber unser Körper hat uns das Geschenk gemacht, dass wir niemals etwas ertragen müssen, was wir nicht ertragen können. Vielleicht befreit Sie dieser Gedanke etwas, so, wie er mich befreit hat.

## WAS MACHT STERBEN MIT UNSERER PSYCHE?

Nachdem wir uns mit dem biochemischen Sterbeprozess, so, wie sich sterben für uns anfühlt, beschäftig haben, möchte ich nun darauf eingehen, was sterben mit unserer Psyche macht. Stellen Sie sich einmal folgende Situation vor:

Eine Person geht zum Arzt und bekommt die Diagnose, dass er sterben wird. Er weiß nicht ganz genau, wie viel Zeit er noch hat, er weiß aber, dass man nichts dagegen unternehmen kann.

Die Psychiaterin Elisabeth Kübler-Rott hat dazu ein Konzept entwickelt, das heute weltweit anerkannt ist. So durchläuft jeder Patient die fünf Sterbephasen, welche aber nicht immer in dergleichen Reihenfolge durchlaufen werden müssen und mal mehr, mal weniger stark ausgeprägt sind.

### Verleugnung und Isolation

In dieser Phase verleugnet die Person, dass sie sterben wird. Man verweist auf die Inkompetenz der Ärzte und der Medizin, lacht vielleicht darüber, als wäre es ein schlechter Scherz gewesen, und die Aufklärung müsse ja bald eintreffen. Häufig isolieren sie sich auch, um mit anderen Angehörigen nicht darüber sprechen zu müssen, oder sie tun vor ihnen so, als ob nichts ist. Manchmal ziehen sie sich auch komplett zurück und lassen niemanden mehr an sich heran. Oft wissen die Menschen in der direkten Umgebung gar nichts von der Diagnose, da die betroffene Person einfach weiterlebt, ohne sich damit zu beschäftigen, es zu erwähnen oder Anzeichen dafür zu geben, dass etwas nicht in Ordnung ist. Die Selbstverleugnung hält meist nicht lange, da der bevorstehende Tod in vielen Fällen auch mit Einschränkungen im Alltag einhergeht und somit nicht für immer verborgen werden kann.

**Zorn**

Sobald sich der Betroffene mit seinem eigenen Tod auseinandersetzt, verspürt er oftmals einen immensen Zorn. Es kann auch sein, dass die Phase des Leugnens und die Phase des Zorns sich immer wieder abwechseln. Der Mensch ist wütend auf sein Schicksal und auf die Menschen um ihn herum, die noch weiter leben dürfen, während er sich mit seinem eigenen Tod auseinandersetzen muss. Er empfindet das, was ihm widerfährt, als unfair und nicht richtig. In dieser Phase fangen die Betroffenen vermehrt Streit mit ihren Liebsten an, sind zynisch und aufgebracht. Gerade, wenn sie ihren Angehörigen noch nichts von ihrer Diagnose erzählt haben, kommt es zu Reibungen, die für die anderen schwer nachvollziehbar sind, deswegen ist es wichtig, immer Menschen mit einzubeziehen, damit man diese schwere Zeit nicht allein durchstehen muss. Zorn ist eine natürliche Reaktion und man sollte sich auch erlauben, diesen zu spüren.

**Verhandeln**

Als Nächstes fangen die meisten Menschen an, mit ihrem Schicksal zu verhandeln. Uns wird schon seit der Kindheit vorgelebt, dass es eigentlich immer einen Ausweg gibt. Die Endgültigkeit einer Situation ist so gut wie nie gegeben und es gibt fast immer Wege, um etwas zu umgehen oder noch einmal neu anzufangen. Nicht umsonst hören wir dauernd, dass wir alles erreichen können, was wir wollen.

Aber was geschieht mit uns, wenn es dieses Mal keinen Ausweg gibt? Anstatt sich mit dem direkten Tod zu beschäftigen, fangen wir an, eine längere Lebensspanne auszuhandeln. Nur noch ein paar zusätzliche Tage sind dann meist alles, was sich die Betroffenen wünschen. Diese Verhandlungen können von gläubigen Personen mit Gott oder einer höheren Macht geführt werden, aber auch mit Ärzten und dem Pflegepersonal. Man geht alle möglichen Wege durch und informiert sich, was man denn noch machen könnte.

In dieser Phase greifen manche Menschen auf ungewöhnliche Mittel zurück, wie Wunderheiler und andere fragwürdige Methoden. Aber alles ist gut, was den Menschen Hoffnung bringt, man muss nur aufpassen, dass sich die betroffene Person nicht zu sehr in Dinge hineinsteigert, die ihr nicht gut tun.

**Depressionen**

Dies ist vermutlich die schlimmste Phase für alle Beteiligten. Der Betroffene erkennt jetzt, dass er sterben wird, und fällt dadurch in eine Art Depression. Dabei kann diese unterschiedlich zum Ausdruck kommen. Einerseits spürt der Mensch Angst davor, nicht mehr da zu sein und nicht zu wissen, was auf ihn zukommt. Andererseits wollen viele ihren Angehörigen diesen Schmerz auch nicht zumuten. Man ist zweigeteilt zwischen den anderen und sich selbst. Da es aus wissenschaftlicher Sicht keinen Beweis für oder gegen die Existenz eines Lebens nach dem Tod gibt, hat der Betroffene keine Sicherheit darüber, was mit ihm geschehen wird.

Ein weiterer Punkt ist, dass der Mensch anfängt, Bilanz über sein Leben zu ziehen. Je nachdem, wie er gelebt hat, kann diese mal gut und mal weniger gut ausgehen. Oft geht es in dieser Phase um vertane Chancen und um das Bedauern von Dingen, die man nicht getan oder gesagt hat.

Dadurch kommt es dann meist wieder zur Bitte um Aufschub, um vielleicht noch einige Dinge richtig zu stellen und zu klären. Die meisten Menschen fangen in dieser Zeit auch an, ihren Nachlass zu regeln und sich um wichtige Dinge zu kümmern.

**Akzeptanz**
In der letzten Phase des Sterbens nimmt der Betroffene die Tatsache, das er sterben wird, an und ist dabei frei von Wut und Missgunst den anderen gegenüber. Er entspannt sich und schließt Frieden mit seinem Schicksal. Vielleicht ist er dabei etwas wehmütig. Der Betroffene hat meist alles Irdische geregelt, wie seinen Nachlass und letzte Gespräche mit seinen Angehörigen, und ist nun bereit, den Tod anzunehmen, wenn er kommt. Oft zieht er sich auch in seine eigene innere Welt zurück und will nichts mehr mit der Außenwelt zu tun haben, was schmerzlich für die Verwandten sein kann. In dieser Phase ist es wichtig, auf die Bedürfnisse der Person einzugehen und vielleicht auch im Stillen für sie da zu sein. Der Sterbende ist nun bereit, zu sterben.

# Was wünschen sich Sterbende vor ihrem Tod?

Gerade diese Frage beschäftigt die Angehörigen sehr. Sie wollen dem Sterbenden schöne letzte Tage und Stunden bereiten und wissen oft nicht, wie sie das anstellen können. Was wünschen sich sterbende Menschen in ihren letzten Stunden?

Nun, diese Frage ist nicht leicht zu

beantworten, da jeder Mensch unterschiedlich ist und sich dementsprechend auch Unterschiedliches wünscht. Das Wichtigste ist die Kommunikation mit den Betroffenen, denn meist sind sie durchaus in der Lage, uns durch Worte oder Gesten mitzuteilen, was nun das Beste für sie wäre. Dabei gilt: Egal, was ist, man muss die Wünsche der Sterbenden respektieren. Manche brauchen zum Beispiel immer wieder Phasen vollkommener Stille. Darauf sollte man Rücksicht nehmen.

Oft reicht es, ihnen zu signalisieren, dass man bei ihnen ist, zum Beispiel durch einen leichten Händedruck oder ein Lächeln. Manche möchten auch allein gelassen werden. Dies ist vor allem für die Angehörigen schwer zu verkraften, aber manchmal fällt es den Sterbenden leichter, zu gehen, wenn sie allein sind. Auch das müssen wir akzeptieren.

Wichtig ist auch, jegliches böses Blut zu vergessen und vielleicht bestehende Schuld auszusprechen oder um Vergebung zu bitten, sodass die Sterbenden in Frieden loslassen können. Schön ist es auch, wenn man sich bei der betroffenen Person bedankt, sei es für die Dinge, die er oder sie für einen getan hat, oder dafür, dass man das Privileg hatte, sie kennen zu dürfen. Viele Personen sind in den letzten Stunden ihres Lebens zu schwach, um noch großartig zu reden, aber sie sind trotzdem durchaus in der Lage, ihre Umgebung wahrzunehmen.

Aus diesem Grund sollten alle Anwesenden dazu ermutigt werden, noch ein paar Worte an den Sterbenden zu richten, um sich zu verabschieden und ihn zu würdigen. Eine weitere Möglichkeit ist es, auf das Leben des Betroffenen einzugehen. Hat er oder sie zum Beispiel immer gerne musiziert, wäre es vielleicht schön, dies noch einmal für denjenigen zu tun. Das Gleiche gilt auch für Singen, Lesen oder sonstiges. Aber bei allem gilt: Achten Sie auf die Reaktion des anderen und reden Sie mit der Person. In den meisten Fällen hat derjenige seine Wünsche für die letzten Stunden bereits mitgeteilt. Achtung, Verständnis und Einfühlungsvermögen gehen dabei Hand in Hand.

# Der Tod – Was passiert mit dem Körper, bis er bestattet wird?

Viele machen sich über den eigenen Tod oder den Tod eines Angehörigen Gedanken und überlegen, wie es davor und danach sein wird. Aber kaum einer weiß, was mit dem Leichnam der Person passiert, bevor sie beerdigt wird. Es ist ja nicht so, dass jemand stirbt und am nächsten Tag die Trauerfeier/Beerdigung stattfindet. Um alles vorzubereiten, braucht man mehrere Tage, manchmal auch Wochen und in dieser Zeit muss der tote Körper irgendwo untergebracht werden. Aber wo und was geschieht dann dort?

Natürlich kommt es auch darauf an, wo ein Mensch stirbt. Ist dies zuhause der Fall, darf der Tote in Deutschland noch bis zu 36 Stunden zuhause bleiben, bevor er von einem Bestattungsinstitut abgeholt werden muss. Viele Angehörige möchten den Verstorbenen solange wie möglich bei sich zuhause haben, um sich in Ruhe zu verabschieden. Da mit dem Sterben auch einige körperliche Veränderungen miteinhergehen, empfinden es viele Menschen als eine Art letzten Dienst, den Verstorbenen würdevoll herzurichten, zu waschen und zu pflegen. Manche möchten diese Arbeit gerne selbst übernehmen als eine Art letzten Gefallen.

Andere fühlen sich wohler, dies einem Pflegedienst oder Bestattungsinstitut zu überlassen. An Pflichten können für die Angehörigen zuhause einige anfallen: zunächst die letzte Waschung. Dabei wird der Körper erst einmal von jeglicher Kleidung befreit und dann mit einer desinfizierenden Seife gewaschen. Anschließend empfinden es viele Angehörige als schön, dem Verstorbenen gewohnte Parfüms, Bodylotion oder Rasierwasser aufzutragen, die er oder sie zu Lebzeiten gerne gemocht hat. Dies sollte allerdings nur in Maßen geschehen. Danach wird der Verstorbene wieder angekleidet. Wenn man möchte, kann man auch hier ein Kleidungsstück anziehen, das der Tote im Leben gern getragen hat. Wenn ein Mensch stirbt, stellen sich nach und nach alle Körperfunktionen ein. Dazu gehörten auch die Blase und der Darm. Durch die Erschlaffung der Muskulatur in diesen Gebieten kann es sein, dass sich diese noch einmal entleeren, darum ist es ratsam, dem Verstorbenen eine Art Windel anzuziehen oder Einlagen in die Hosen zu legen. Da auch die Muskulatur des Gesichts nicht mehr arbeitet, öffnet der Verstorbene im Regelfall den Mund. Aus diesem Grund sollte der Kiefer, bis die Totenstarre eintritt, geschlossen bzw. hochgedrückt werden, zum Beispiel durch ein gefaltetes Handtuch unter dem Kinn.

Die Leichenstarre tritt nach circa zwei bis sechs Stunden ein. Davor können die Angehörigen den Verstorbenen waschen, anziehen und in die gewünschte Position bringen. Es bietet sich an, den Toten auf dem Rücken liegend zu betten und den Kopf durch ein Kissen etwas zu erhöhen. Die Hände können je nach Wunsch gefaltet oder eng neben den Körper gelegt werden. Die Rückenlage ist von Vorteil, da sich das Blut des Körpers in den tiefer gelegenen Stellen des Körpers staut und dort sogenannte Totenflecke bildet. Durch die vorher beschriebene Lage sind die Flecken für die Angehörigen nicht sichtbar. Ein anderer Punkt, auf den man vorbereitet sein sollte, ist, dass sich die Augen des Verstorbenen öffnen oder bereits offen sind. Um diese zu schließen, hilft es zum Beispiel, feuchte Wattetücher für ungefähr dreißig Minuten auf die geschlossenen Lider der Augen zu legen, damit diese zu bleiben. Der Raum, in dem der Verstorbene liegt, sollte abgekühlt werden, um dem Verwesungsprozess entgegenzuwirken. Dies bedeutet, unbedingt die Heizung auszustellen und die Fenster etwas abzudunkeln und vielleicht zu öffnen, je nach Jahreszeit. Auf psychischer Ebene ist es wichtig, zu beachten, dass man nur das tun sollte, was einem selbst gut tut und einen nicht noch zusätzlich belastet. Für viele Menschen ist die letzte Waschung zum Beispiel ein letzter Dienst an den Verstorbenen, der es ihnen ermöglicht, gleichzeitig Abschied zu nehmen, während andere dies lieber von einem Pflegedienst übernehmen lassen, da sie den Toten anders in Erinnerung behalten wollen. Egal, für was sich entschieden wird, alles ist richtig, solange es ihnen hilft, Abschied zu nehmen und die Würde des Verstorbenen zu wahren.

Ein Arzt muss den Toten untersuchen und offiziell den Tod erklären, deswegen sollte dieser in der Regel nach zwei bis sechs Stunden gerufen werden. Man kann bei erwartetem baldigem Ableben eines Menschen schon vorher mit dem betreuenden Arzt reden, ob dieser gerufen werden oder ob lieber ein Notarzt verständigt werden soll.

Dies ist zum Beispiel sinnvoll, falls jemand voraussichtlich am Wochenende sterben sollte. Bestattungsinstitute sind 24 Stunden am Tag per Telefon erreichbar und sollten gerufen werden, sobald die Angehörigen sich geeinigt haben, wann der Verstorbene abgeholt werden soll. Dabei dürfen die 36 Stunden nicht überschritten werden. Die Institute bieten auch an, wichtige bürokratische Telefonate zu übernehmen und zum Beispiel die Pflegedienste und andere über den Tod zu informieren, sodass Ihnen dies abgenommen wird. Wenn Kontakt zu einer religiösen Gemeinschaft besteht, kann auch der zuständige Geistliche gerufen werden.

Grundsätzlich gilt, dass der Ehepartner oder die Kinder beziehungsweise der/die jeweilige/n engsten Angehörigen entscheiden können, wen sie aus ihrem Verwandten-/Bekanntenkreis informieren und dabei haben wollen. Manche möchten diese letzten Stunden zuhause im engsten Kreis mit der Familie verbringen, während andere sich lieber allein vom Toten verabschieden wollen. Andere brauchen die Geborgenheit einer großen

Gemeinschaft. Dies ist immer eine Ermessenssache der nächsten Angehörigen, vielleicht hat der Verstorbene auch vorhergehend seine Wünsche dazu geäußert.

# Die Bestattung

## DAS BESTATTUNGSINSTITUT

So, nun sind die 36 Stunden um oder es wurde sich direkt dafür entschieden, ein Bestattungsinstitut zu rufen. Wie geht es jetzt weiter? Zuerst muss die Leiche von Zuhause, aus dem Krankenhaus oder dem Sterbeort abgeholt werden. Dies ist nur mit einem sogenannten Bestattungsfahrzeug erlaubt. Der Verstorbene hat in der Regel Kleidung an, wird auf einer Barre abtransportiert und in das Auto befördert. Dabei wird ein Laken auf ihn gelegt, um ihn vor neugierigen Blicken zu schützen. Anschließend bringt der Bestatter die Leiche in einen Hygieneraum, der entweder im eigenen Institut ist oder direkt beim Friedhof. In diesem Hygieneraum gibt es eine Kühlkammer, in der die Temperatur konstant auf drei bis sechs Grad gehalten wird. Reicht dies nicht aus und die Verwesung des Körpers ist schon weiter fortgeschritten, sodass es bereits sichtbare Zeichen dafür gibt, kann die Kammer auch auf Minusgrade abgekühlt werden, um den Prozess zu stoppen. Bevor die Trauerfeier stattfindet, wird die Leiche erneut desinfiziert und gewaschen, um unangenehmen Gerüchen zuvorzukommen. Die nächsten Angehörigen des Verstorbenen können entscheiden, inwieweit der Tote hergerichtet werden soll. Es besteht die Möglichkeit, ihn zu frisieren, zu schminken und vielleicht deutliche Todesmale abzudecken. Außerdem wird natürlich die Wunschkleidung angezogen. Bevor die Trauerfeier stattfindet, haben Angehörige die Möglichkeit, sich persönlich vom Toten zu verabschieden. Dafür gibt es auf dem Friedhof separate Aussegnungshallen, die mit einem Schlüssel geöffnet werden können. Dahinter liegt die Kühlkammer, in der der Tote aufgebahrt ist. Diese kann von den Verwandten und Bekannten betreten werden, damit ein letzter Blick auf den Verstorbenen geworfen werden kann und vielleicht noch ein letztes Mal die Möglichkeit besteht, ein paar Minuten allein mit ihm zu verbringen. Die Temperatur in dem Raum ist auf circa sechs Grad eingestellt.

## DIE BESTATTUNG

Bei der Bestattung sind im Prinzip keine Grenzen gesetzt. Es gibt verschiedene Bestattungsmethoden und es muss sich für eine entschieden werden. In der Regel hat der Verstorbene seine Wünsche vorher schon geäußert oder aufgeschrieben, sodass man sich seinen Wünschen entsprechend verhalten kann. Um die Würde des Verstorbenen zu wahren, sollten seine Vorstellungen unbedingt respektiert und soweit wie möglich umgesetzt werden. Die Beisetzung ist für die Angehörigen ein wichtiges Thema, wo sie doch die letzte offizielle Station darstellt, bevor der Tote für immer fortgeht. Ich habe mich extra für den Begriff Bestattung und gegen den Begriff Beerdigung entschieden, da es viele unterschiedliche Versionen von Bestattungen gibt und die Beerdigung diese nicht alle mit einschließt.

## WER MUSS DIE BESTATTUNG BEZAHLEN?

Jeder Mensch wünscht sich natürlich, den Vorstellungen des verstorbenen Liebsten nachzugehen, dennoch ist es oft eine Frage des Geldes, denn angemessen Abschied zu nehmen ist nicht gerade günstig. Wer muss eigentlich für die Bestattung finanziell aufkommen? In Deutschland ist per Gesetz festgelegt, wer diese bezahlen muss. In der Regel ist das der oder die Ehepartner/in, die volljährigen Kinder, die Eltern, die Großeltern, die volljährigen Geschwister oder die volljährigen Enkelkinder – kurz gesagt die jeweils nächsten Verwandten in der regulären Erbfolge. Wenn man der nächste Verwandte ist, kann man dies auch nicht ausschlagen. In den meisten Fällen trägt der Verstorbene die Kosten selbst, indem die Erben ihr Erbe abzüglich der Beisetzungskosten erhalten. Für den Fall, dass keine Verwandten vorhanden sind, schreitet das Ordnungsamt ein und stellt eigene Ermittlungen an. Wenn nach erfolgloser Suche immer noch kein Hinterbliebener ermittelt werden konnte, kommt die Kommune für die Bestattung auf, also die Allgemeinheit. Dafür wird untersucht, ob der Verstorbene einen Wunsch hinterlassen hat, wie er bestattet werden möchte. Ist dies nicht der Fall, gibt es eine schlichte Feuerbestattung. Für den Fall, dass zwar Verwandte vorhanden sind, diese aber kein Geld haben, da zum Beispiel der Ehepartner nur über eine kleine Rente verfügt, muss der nächste in der Erbfolge für die Beisetzung aufkommen. Wenn es dann keine Nachkommen gibt, besteht die Möglichkeit, vom Sozialamt eine Kostenbeihilfe zu beantragen.

# Unterschiedliche Bestattungs-möglichkeiten

Wie bereits oben erwähnt, gibt es viele verschiedene Bestattungsmöglichkeiten. Im Regelfall hat der Verstorbene sich vorher überlegt, wie er oder sie beigesetzt werden möchte. Wenn dies nicht der Fall ist, liegt die Aufgabe bei den nächsten Angehörigen. Dabei ist es hilfreich, sich am Leben des Verstorbenen zu orientieren. War derjenige vielleicht religiös, dann ist es sinnvoll, sich für eine Bestattung im Sinne seines Glaubens zu entscheiden. War der Tote in seinem Leben vielleicht ein Atheist, sollte von einem kirchlichen Bestattungsritual abgesehen und sich für eine alternative Beisetzung entschieden werden. Im Folgenden werde ich verschiedene Möglichkeiten vorstellen, die typischen wie auch vielleicht etwas unkonventionellere Methoden.

## BEERDIGUNG

Das Wort Beerdigung enthält bereits das Wort Erde, so wird die Beisetzung als Beerdigung bezeichnet, wenn der Tote in einem Sarg oder einer Urne in der Erde bestattet wird. In Deutschland gehört diese Bestattungsmöglichkeit zu der am häufigsten vertretenen. Es ist aus hygienischen Gründen allerdings nicht erlaubt, den Toten einfach irgendwo im Boden zu begraben, sondern er muss an einem vom Gesetz erlaubten Platz beerdigt werden. Dies ist meist auf einem Friedhof der Fall. Je nachdem, zu welcher Religionsgemeinschaft der Verstorbene gehört hat, finden sich spezielle Friedhöfe für seine letzte Ruhestätte.

Mittlerweile gibt es in Deutschland christliche, jüdische und muslimische Friedhöfe, die jeweils die eigenen Regeln für eine Bestattung einhalten. So muss zum Beispiel ein muslimisches Grab nach Mekka ausgerichtet sein. Menschen, die keiner Religionsgemeinschaft angehört haben, werden ganz normal auf einem Friedhof beerdigt, da dieser von der jeweiligen Stadt bzw. Gemeinde getragen wird. Oft ist der Friedhof nach den jeweiligen Konfessionen in unterschiedliche Bereiche aufgeteilt. Es gibt aber auch Orte, die nur einer einzigen Glaubensrichtung vorbehalten sind. Eine Beerdigung läuft typischerweise so ab: Zuerst treffen sich die Verwandten und Angehörigen zu einer Trauerfeier, die je nach Konfession anders ausfällt. Danach gehen alle gemeinsam auf den Friedhof zu der Stelle, wo der Verstorbene beerdigt werden soll.

Der Sarg oder die Urne wird dabei von den nächsten Angehörigen getragen und die anderen folgen der Prozession. Dann wird der Sarg (Urne) in das vorher gegrabene Loch hinuntergelassen. Diesen Vorgang nennt man Grablege. Oft werfen die Angehörigen eine Rose oder Blütenblätter in das Loch und verabschieden sich dabei im Stillen. Danach sprechen alle den engsten Verwandten ihr Beileid aus und je nachdem, ob es danach noch ein Traueressen gibt oder nicht, verabschieden sich alle oder ziehen weiter. Wenn alle weg sind, fangen die Totengräber an, das Loch, das sie vor der Beerdigung ausgehoben haben, mit Erde aufzufüllen.

Ein typisches Grab liegt circa 1,60 Meter tief in der Erde. Aufgrund des Aufwands ist diese Form der Bestattung die teuerste, da eine größere Fläche gemietet werden muss. Auch der Sarg ist nicht kostengünstig, ebenfalls die komplette Beerdigung. Man mietet die Fläche für Jahrzehnte und bezahlt jährlich einen Betrag für die Grabpflege. Zusätzlich braucht es noch einen Grabstein oder ein Holzdenkmal. Dafür hat man eine Erinnerungsstätte, an die man immer gehen und an der man gedenken kann.

Zusätzlich hat man die Möglichkeit, das Grab nach den Wünschen des Verstorbenen zu gestalten und ihm eine würdige Ruhestätte zu ermöglichen. Für viele ist das Grab eines Angehörigen ein Treffpunkt, an dem sie sich am Todestag des Verstorbenen treffen und gemeinsam erinnern. Gerade dies kann ein schönes Ritual werden.

**Exkurs: Beerdigung – Was passiert mit unserem Körper im Grab?**

Wahrscheinlich kein angenehmes Thema, aber viele Menschen interessiert, was mit ihrem Leichnam passiert, nachdem er begraben wurde – wie lange der Verwesungsprozess dauert, was von ihnen übrig bleibt und wie lange es Hinweise gibt, dass es sie einmal gab. Erst einmal vorweg, der Verwesungsprozess wird an der Luft und von warmen Temperaturen begünstigt. Er ist zweimal schneller als im Wasser und sogar achtmal schneller als in der Erde. Je kälter es ist, desto länger dauert er auch.

Da das Grab über einen Meter in der Erde ist, sind dort die Temperaturen niedriger und die Sauerstoffzufuhr ist begrenzt, sodass der ganze Prozess länger dauert als im Freien. Je nachdem, wie viel Sand und wie sauer die Erde ist, in dem der Sarg begraben worden ist, desto schneller geht die Verwesung voran. Lehmboden verlangsamt dies im Gegensatz, da nur wenig Sauerstoff durch ihn hindurch kommt.

In einem Grab dauert die komplette Auflösung

des menschlichen Gewebes circa zwei Jahre. Übrig bleibt das Skelett des Verstorbenen. Die Fingernägel, Sehnen und Haare eines Menschen brauchen circa vier Jahre für die komplette Auflösung. Als Allerletztes lösen sich erst die Knochen auf. Die Ruhezeit auf Friedhöfen beträgt je nach Art des Bodens zwischen 20 und 40 Jahren. Solange braucht der menschliche Körper mindestens, um sich komplett zu zersetzen. In der Forensik sind diese Verwesungsprozesse wichtig, um den Todeszeitpunkt einer Person ungefähr ausmachen zu können. Durch die jeweilige Insektenkolonie kann man ziemlich genau bestimmen, wann ein Mensch gestorben ist.

Manchmal kommt es aber auch zu dem Fall, dass man Skelette findet, die schon hunderte oder auch tausende Jahre alt sind. Dies hat in erster Linie vor allem etwas mit der Beschaffenheit des Bodens zu tun. Je weniger Sauerstoff an den Leichnam kommt, desto länger dauert die Verwesung. Es gibt auch Fälle, wo der Prozess fast komplett gestoppt worden ist, wie etwa bei dem berühmten „Ötzi,“ der zum Zeitpunkt des Fundes schon über 5300 Jahre tot war. Das Skelett ist ziemlich gut erhalten, da es in einem Gletscher tausende Jahre lang gefroren war. Erst durch die durch Umweltverschmutzung bedingte Schmelzung der Gletscher wurde der Leichnam freigelegt.

## FEUERBESTATTUNG

Wenn jemand sich eine Feuerbestattung wünscht, bedeutet das, dass die Leiche in einem dafür vorgesehenen Krematorium verbrannt wird. Dafür wird sie in einen Verbrennungssarg, auch Kremationssarg genannt, gelegt und in den Kremationsofen geschoben. Bei circa 900 Grad verbrennt die Kleidung des Toten und bei 1200 Grad verbrennt der Körper, sodass nur Zähne, die mineralisierte Asche der Knochen und eventuelle Prothesen übrig bleiben.

Der ganze Prozess dauert je nach Körpergewicht circa 90 Minuten. Anschließend wird die Asche in eine sogenannte Aschekapsel gefüllt und dann in eine Urne gelegt. Es wird sichergestellt, dass die Asche nicht entweichen kann. In Deutschland ist es verboten, die Urne mit nach Hause zu nehmen, sodass die meisten Urnen anschließend beerdigt werden. Dies ist kostengünstiger, als einen Sarg zu bestatten, da eine Urne nicht so viel Platz benötigt.

Ansonsten gibt es noch die Möglichkeit, einen Stellplatz auf einem Friedhof zu mieten. Das kann man sich so vorstellen, als geht man in ein Haus hinein mit vielen Fächern in einer Wand und in jedem Fach ist eine Urne. So hat jede Urne ihren festen Platz und kann besucht werden. Im Gegensatz zu der Beerdigung gibt es keinen Verwesungsprozess und vielen Menschen ist der Gedanke angenehmer, dass sie nicht von Insekten zerfressen werden. In Deutschland ist die Feuerbestattung die zweithäufigste gewählte Bestattungsmethode, nicht zuletzt, weil die Einäscherung einer Leiche auch als Voraussetzung gilt für die See-, Baum- und Diamantbestattung.

## SEEBESTATTUNG

Viele Menschen träumen davon, im Meer bestattet zu werden. Um dies zu dürfen, muss die Leiche des Verstorbenen zunächst eingeäschert werden. Die Urne, in die die Asche gelegt wird, muss wasserlöslich sein, damit sie nicht an Land gespült oder geborgen werden kann. Man braucht für eine Seebestattung eine behördliche Erlaubnis und die Angehörigen müssen nachweisen, dass der Verstorbene in irgendeiner Art und Weise eng mit dem Meer verbunden war, sei es beruflich oder die geistige Haltung. In der Regel reicht eine Stellungnahme der Nahestehenden auf oder der Tote hat vielleicht selbst den Wunsch irgendwo schriftlich vermerkt.

Wenn also die behördliche Hürde genommen worden ist, wird die Urne mit einem Schiff mindestens drei Meilen von der Küste entfernt hinaus gefahren. Der Kapitän hält die Trauerrede und die Urne wird versenkt. Auf Wunsch kann das still geschehen oder im Rahmen einer Trauerfeier.

Die Schiffe, die für die Seebestattung genutzt werden, können bis zu 50 Gäste aufnehmen. Nachdem die Urne ins Meer gelassen wurde, werden die Koordinaten aufgeschrieben und den Trauernden übergeben. In Deutschland finden 90 % der Seebestattungen in der Nord- oder Ostsee statt. Die Beisetzung ist, im Gegensatz zu ihrem Namen, nur im Meer erlaubt und nicht in deutschen Seen. Der Vorteil einer Seebestattung ist, dass man nur einmalige Kosten hat und danach das Grab nicht weiter pflegen muss. Viele Menschen bevorzugen dennoch einen festen Ort, an dem sie ihre verstorbenen Angehörigen besuchen können. Andererseits kann der Gedanke auch tröstlich sein, dass der Tote quasi überall im Wasser ist und man ihm an jeglicher Stelle gedenken kann. Gerade am Meer kommt man leicht in eine melancholische Stimmung und vielen Menschen hilft der Gedanke, dass sie nicht allein sind.

## ALTERNATIVE BESTATTUNGSMÖGLICHKEITEN

Jetzt haben wir uns erst einmal mit den Standardbestattungsmöglichkeiten in Deutschland auseinandergesetzt, aber natürlich gibt es noch viel mehr Arten der Beisetzung. Was für manche vielleicht verrückt klingt, ist für den anderen genau das Richtige und wir sollten immer bedenken, dass wir Menschen so unterschiedliche Lebensbiographien haben, dass es nicht wundert, dass sich nicht alle für die typischen Möglichkeiten entscheiden. Aber wir fragen uns, was gibt es denn für Alternativen? Und wäre das was für uns? Nun ja, ich sage immer, warum denn nicht? Was für manche eine bizarre und groteske Vorstellung ist, ist für andere etwas ganz Normales. Und genau diese Diversität macht das Leben doch erst interessant oder nicht?

Wir fangen am besten erst einmal mit etwas Harmlosem an und steigern uns im Verlauf des Textes, denn das Beste kommt bekanntlich zum

Schluss.

**Baumbestattung**

Viele Menschen sind heutzutage nicht mehr religiös und fühlen sich eher der Natur verbunden. In Deutschland werden zwar nach wie vor die meisten Babys nach ihrer Geburt getauft, doch ist der christliche Glaube nicht mehr so im alltäglichen Leben der Bevölkerung integriert, wie noch vor 50 Jahren. Die Zahl der kirchlichen Mitglieder sinkt und man sucht alternative Antworten auf die Fragen, die sich jeder stellt.

Die Existenz von einem Leben nach dem Tod ist immer noch nicht wissenschaftlich bewiesen und vielen Menschen fällt es schwer, etwas zu glauben, das nicht sicher ist. Es entsteht so etwas wie ein spirituelles Vakuum. Aus diesem Grund steigt das Interesse an nicht-religiösen Bestattungen, die ihren Ursprung in der Natur haben. Wer den ersten Teil des Films „König der Löwen“ geschaut hat, erinnert sich vielleicht noch daran, wie der Löwe Mufasa seinem Sohn Simba „den ewigen Kreislauf“ des Lebens erklärt. Es geht darum, dass die Löwen Antilopen jagen und als Nahrung zu sich nehmen, während die Antilopen Gras essen. Wenn die Löwen sterben, werden sie zu Gras, das wiederum von den Antilopen gefressen wird. Alles in der Natur ist miteinander verbunden und nährt sich gegenseitig.

Der Gedanke der Baumbestattung ist, dass wir Menschen Bäume zum Leben brauchen, weil sie Sauerstoff produzieren, ohne den wir nicht leben können, und weil sie uns den Rohstoff Holz zur Verfügung stellen, aus dem wir viele Dinge, die wir im alltäglichen Leben brauchen, produzieren. Wenn ein Mensch stirbt, soll er zwischen den Wurzeln eines Baumes bestattet werden, damit er ihn nähren kann. So beginnt der Kreislauf des Lebens erneut. Der Verstorbene wird vom Baum aufgenommen und ist in seinen Wurzeln, seinem Stamm und seinen Blättern – ein Geben und Nehmen. Um die Baumbestattung durchführen zu dürfen, muss der Verstorbene erst im Krematorium verbrannt und die Asche anschließend in eine biologisch abbaubare Urne gelegt werden. Dann wird die Urne zwischen den Wurzeln eines Baumes begraben. In Deutschland ist dies möglich bei

Bäumen auf Friedhöfen oder in sogenannten Friedwäldern. Man hat die Wahl zwischen Einzel-, Familien-, Partner-, Freundes- oder Gemeinschaftsbäumen. Je mehr Verstorbene sich einen Baum teilen, desto günstiger die Bestattung. Vorteilhaft an dieser Form der Beisetzung ist, dass man den Baum im Grunde genommen nicht pflegen muss, ein teurer Grabstein entfällt und man hat trotzdem einen festen Platz, an dem man trauern kann.

**Diamantbestattung**

Diamanten sind für die Ewigkeit. Gibt es etwas Schöneres als einen Diamanten? Nicht umsonst ist der Diamantring bei Verlobungen sehr beliebt, da er die Ewigkeit symbolisiert und dazu auch noch wunderschön ist. Er ist unzerstörbar, wie der Schwur, den man sich an diesem Tag gibt. Diamanten bestehen aus Kohlenstoff, der unter großem Druck bei hohen Temperaturen kristallisiert.

Aber was hat das alles mit dem Sterben zu tun? Voraussetzung für die Diamantbestattung ist, dass der Verstorbene verbrannt wird. Warum?

Menschliche Asche besteht zu 2,5 % aus Kohlenstoff. Haare bestehen sogar zu 50 % aus dem benötigten Element. Wenn Tote verbrannt werden, entstehen je nach Körpergröße circa zwei bis drei Kilo Kremationsasche. Für die Herstellung eines Diamanten werden circa 500 Gramm Asche benötigt, das an ein Institut geschickt wird, das sich auf die Produktion von Erinnerungsdiamanten spezialisiert hat. Dafür wird aus der menschlichen Asche mithilfe chemischer Prozesse der Kohlenstoff herausgefiltert und bei einer Temperatur von 2700 Celsius erhitzt.

Am Ende bleibt ein Graphit mit einem Reinheitsgrad von bis zu 99 % übrig, welches dann in eine spezielle Wachstumszelle gebracht wird. Ich will Sie jetzt nicht mit schwierigen Details langweilen, aber sie können sich das so vorstellen, dass die Bedingungen, unter denen Diamanten in der Natur entstehen, simuliert werden. Das bedeutet: hohe Temperaturen und hoher Druck. Je größer der Diamant, desto länger muss das Graphit in der Wachstumszelle bleiben. Wenn der Stein die gewollte Größe erreicht hat, wird er entnommen, gereinigt und in die gewünschte Form geschliffen. Dann kann er entweder einfach in einem Schmuckkästchen gelagert oder in einen Ring, eine Kette oder ein Armband gefasst werden. So entsteht ein Erinnerungsdiamant. In Deutschland herrscht Bestattungspflicht und deswegen gibt es solche Institute bei uns nicht, aber es besteht die Möglichkeit, die Urne des Verstorbenen in die Schweiz zu schicken und dort diesen Prozess durchzuführen.

Vorteile sind, dass es wahrscheinlich kein schöneres Erinnerungsstück gibt, aber dies hat natürlich seinen Preis. Ein 0,4 Karat Diamant gibt es ab circa 4000 Euro, die Kosten können sich aber natürlich, je nach gewünschter Größe, verdoppeln oder verdreifachen. Zusätzlich muss man bedenken, dass man die Urne mit der nicht verwendeten Asche trotzdem beisetzen muss, was erneut Kosten verursacht. Alles in allem ist es eine außergewöhnliche Methode, die für Menschen mit dem nötigen Kleingeld sicherlich reizvoll ist und ein ewiges Erinnerungsstück garantiert.

**Weltreise-Bestattung**

Eine Weltreise ist für viele Menschen ein Lebenstraum, der leider im Alltag kaum realisierbar ist. Man arbeitet sein Leben lang und nimmt sich dann für die Rente vor, all das zu machen, was man früher nie machen konnte, weil einem die Zeit gefehlt hat.

Was wir dabei oft vergessen: Je älter wir werden, desto schlechter wird in der Regel auch unsere Gesundheit und viele Dinge, für die wir vielleicht früher locker die Energie aufbringen konnten, fallen uns mit den Jahren immer schwerer – seien es lange Flugreisen, Klettertouren oder anstrengende Wanderungen. Oft werden unsere Lebensträume dann doch nicht realisiert und immer weiter aufgeschoben, bis es dann letztendlich zu spät ist.

Eine Weltreise-Bestattung ist genau für diesen Fall vielleicht die Lösung. Man kann seine Reiseroute im Vorhinein selbst planen und all die Ziele angeben, die man schon immer besuchen oder wiedersehen wollte. Ich gebe zu, „sehen" hat in dem Fall natürlich eine bittere Ironie, aber letztendlich ist es die Vorstellung, die zählt. Für diese Form der Beisetzung wird der Verstorbene erst eingeäschert und dann geht es in einer Urne los auf die große Reise. Die Einäscherung ist Pflicht, da der Transport eines Körpers natürlich aufwendiger ist, aber man auch nicht die Einhaltung der Kühlkette versprechen könnte.

Je nach Wunsch hat der Verstorbene vorher eine Route mit Reisezielen ausgewählt, die dann bereist werden kann. Dafür gibt es bestimmte Unternehmen, die sich der Urne annehmen und für den sicheren Transport garantieren. Angehörige können an der Reise mit teilnehmen oder die Urne macht die Reise allein. Es kann sich auch zusätzlich für ein Endziel für die Beisetzung entschieden werden. Den Wünschen und Träumen sind da keine Grenzen gesetzt. Am Ende des Tages ist es auch hier eine Frage des Geldes. Je mehr man ausgibt, desto mehr Ziele kann man bereisen.

**Exkurs: Tierbestattung**

Wir lieben und können nicht ohne sie: unsere Haustiere. Ob Hund, Katze oder Maus, sie sind die besten Freunde des Menschen. Manche Tiere liegen uns so am Herzen, dass sie sogar schon ein Teil der Familie geworden sind. Wer zum Beispiel einen Hund hat, weiß, was ich meine. Ein Hund freut sich immer, wenn er uns sieht, springt uns an und wir können super knuddeln mit ihm. Dazu kommt, dass er uns in vielen Fällen mit seinem Leben verteidigen würde.

Ich hatte in meiner Kindheit einen Hamster, der hieß Mulli. Es war ein Dsungarischer Zwerghamster. Ich habe ihn über alles geliebt und ihm jeden Tag zweimal Futter gegeben und mit ihm gespielt, da er komplett zahm war. Als ich eines Tages nachhause kam und nach ihm geschaut habe, habe ich ihn erst nicht gefunden. Dann sah ich, dass er Tod in seinem Hamsterhäuschen lag, auf dem Rücken, mit Armen und Beinen nach oben gestreckt. Mich hat der Anblick damals so schockiert, dass ich heute noch genau weiß, wie sich das angefühlt hat. Ich war tieftraurig und habe unerbittlich geweint.

So wie es mir als Kind erging, geht es vielen Menschen. Tiere sind treue Begleiter, die einen nicht kritisieren und bedingungslos lieben können.

Manche Menschen entscheiden sich sogar dafür, ihr Leben den Tieren zu widmen, anstatt sich einen Partner zu suchen. Wir alle kennen das Gleichnis der Frau, die ihren Lebensabend mit 30 Katzen verbringt. Was also passiert, wenn so ein treuer Begleiter stirbt? Für viele Menschen ist nicht nachvollziehbar, was für einen Stellenwert manche Tiere im Leben von anderen haben können und dass sich der Verlust für diese Personen wie der Tod eines besten Freundes anfühlt. Manche vererben sogar Millionen an ihr Haustier (siehe Karl Lagerfeld). Inwieweit das rechtlich durchzusetzen ist, ist eine andere Frage.

Was passiert also, wenn ein Tier stirbt? Können wir unseren toten Hund einfach im Garten beerdigen? Oder müssen wir uns an irgendwelche Auflagen halten? Im deutschen Gesetzbuch ist eigentlich ziemlich genau definiert, was man darf und was nicht. Kleinere Tiere wie Hamster, Fische oder Mäuse kann man tatsächlich ganz normal über den Hausmüll entsorgen. Bei größeren Tieren, wie Hunde und Katzen, ist dies verboten. Man darf sie zum Beispiel auch nicht im Wald begraben und muss, wenn man dieses Gesetz nicht achtet, mit einem Bußgeld in Höhe von bis zu 15.000 Euro rechnen. Das geliebte Haustier im Garten zu beerdigen, ist bei Kleintieren kein Problem und legal. So kann man zum Beispiel mit seinen Kindern einen richtigen Abschied zelebrieren und einen kleinen Grabstein entwerfen. Bei größeren Tieren muss man sich die Erlaubnis vom Veterinäramt einholen. Im Regelfall bekommt man die Erlaubnis, solange das Tier nicht an einer meldepflichtigen Krankheit gestorben ist.

Man hat trotzdem bei der Bestattung ein paar Auflagen. So darf das Haustier zum Beispiel nicht in einem Garten beerdigt werden, der in einem Naturschutz- oder Wassergebiet liegt. Die Leiche könnte sonst das dortige Grundwasser verschmutzen oder im schlimmsten Fall auch vergiften. Ein weiteres Gesetz ist, dass der Körper des Tieres mit mindestens zwei Meter Abstand von jeglichen Gehwegen beigesetzt wird. Ein halber Meter muss in die Tiefe gegraben werden, sonst besteht die Gefahr, dass bei starkem Regenfall die Leiche wieder an die Oberfläche geschwemmt wird. Heutzutage gibt es viele Menschen, die ihre Tiere so sehr lieben, dass sie ihnen sogar den Platz auf einem Tierfriedhof finanzieren. Der Platz kostet im Durchschnitt 300 Euro plus die jährlichen Kosten für die Instandhaltung. In Deutschland gibt es mittlerweile über 120 solcher Tierfriedhöfe.

Eine weitere Möglichkeit wäre, das geliebte Haustier im Krematorium einäschern zu lassen. Die Asche wird daraufhin in eine Urne gelegt. Mit dieser darf man dann letztendlich machen, was man will. Man kann sie mit nach Hause nehmen und aufstellen, im Garten vergraben oder die Asche sogar verstreuen, auch im See oder im Meer. Eine weitere Möglichkeit ist, das Haustier ausstopfen zu lassen.

Da dieses Können aber ein aussterbendes Handwerk ist, liegen die Preise bei einem mittelschweren Hund bei circa 550 Euro. Wofür man sich auch entscheidet, es gibt viele Möglichkeiten, seinem Haustier die letzte Ehre zu erweisen. Gerade für Kinder kann diese Form des Abschiednehmens zu einer besseren Bewältigung des Verlusts führen, da sie merken, dass ihre

Trauer ernst genommen wird und dem Tier der Respekt entgegengebracht wird, den es als jahrelanges Haustier der Familie verdient hat.

Und übrigens, falls es Sie interessiert: Wir haben meinem Hamster damals eine wirklich schöne Beerdigung beschert. Wir haben ihn in unserem Blumenbeet vergraben und jeder hat ein paar Abschiedsworte gesagt. Für mich als Kind war das früher sehr wichtig.

Es gibt tatsächlich noch so viele unterschiedliche Möglichkeiten, seinen letzten Weg anzutreten. Da sind die unzähligen religiösen Bestattungen, Luftbeisetzungen und man kann sogar grammweise auf den Mond geschickt werden. Letztendlich ist es egal, wofür man sich entscheidet, solange man sich selbst treu bleibt und das nötige Kleingeld aufbringen kann. Für jeden gibt es entsprechende Alternativen, sodass man sich das heraussuchen kann, was einem am meisten zusagt. Am besten stellt man gleichzeitig noch die finanziellen Mittel bereit, damit man sich keine Sorgen machen muss, dass die eigenen

Wünsche nicht ausgeführt werden können.

Nach dem Tod hat man leider keinen Einfluss mehr darauf, was mit einem passiert und wie was gemacht wird, doch genau dafür gibt es ja die Möglichkeit, vorzusorgen: mit einem Testament. Von einem Testament haben wir natürlich alle schon einmal etwas gehört.

Tatsächlich können Anwälte fast in 70 Prozent der Fälle das Testament anfechten. Damit dies nicht passieren kann, werde ich Ihnen Im Folgenden im Groben erläutern, wie ein Testament aussieht und was man unbedingt beachten sollte.

# Das Testament

Die meisten Menschen haben eine genaue Vorstellung davon, wie sie verabschiedet werden wollen. Nur kann man, sobald man verstorben ist, leider nicht mehr selbst nachprüfen, ob die individuellen Wünsche von den Angehörigen berücksichtigt worden sind. Damit man bestmöglich vorsorgt, bietet sich das Erstellen eines Testaments an, nicht nur um sich selbst willen, sondern auch, um unnötigen Streit später zu vermeiden.

Im Testament kann man genau regeln, wer

etwas erbt und worum es sich handelt. Ist der Nachlass nicht geregelt, geht er automatisch an die nächsten Verwandten in der Erbfolge, unabhängig davon, ob man zu Lebzeiten Kontakt hatte und sich verstanden hat oder nicht. Ich hatte vorher schon öfters erwähnt, dass man im Testament zum Beispiel auch regeln kann, wie man sich seine eigene Bestattung wünscht. Dies ist richtig, hat aber einen kleinen Haken.

Oft wird das Testament erst zu einem späteren Zeitpunkt vorgelesen, nachdem die Beisetzung längst stattgefunden hat. Aus diesem Grund empfiehlt es sich, zusätzlich zum Testament eine Bestattungsverfügung aufzusetzen, in der das Gewollte ausdrücklich beschrieben wird. Diese Verfügung sollte im besten Fall bei der Person verwahrt werden, die die Bevollmächtigung nach dem Tod für einen hat. In Deutschland hat zuerst der Ehemann oder die Ehefrau das Recht, zu entscheiden, wie man beerdigt wird. Erst danach kommen die Kinder und dann die Eltern. Wenn man sich etwas anderes wünscht, könnte man dies in der Bestattungsverfügung zum Ausdruck bringen, um Unklarheiten zu vermeiden.

Die Verordnung kann alles abdecken, von dem Ort, wo man bestattet werden möchte, über die Blumen und die Musik bis hin zu der Art, wie man beigesetzt werden will. Um den korrekten Ablauf gewähren zu können, sollte man sich am besten bereits mit einem Bestattungsinstitut in Verbindung setzen und die Wünsche mit diesem abstimmen. Damit ein handschriftliches Testament und eine Bestattungsverfügung rechtlich bindend sind, müssen Sie es selbst komplett mit der Hand aufschreiben und dabei unbedingt auch auf eine lesbare Schrift achten, eine Orts- und Datumsangabe machen sowie dies mit einer eindeutigen Überschrift (Testament, mein letzter Wille etc.) versehen. Zusätzlich müssen Sie zum Ende hin das Papier mit ihrem vollen, ausgeschriebenen Namen unterschreiben, damit alles seine Gültigkeit hat.

Am besten lassen Sie es von einem Notar sowie von ein bis zwei Zeugen beglaubigen. In das Testament können Sie alles Mögliche hineinschreiben, Ihren Nachlass regeln und Ihre letzten Wünsche äußern. Damit diese auch zu hundert Prozent erfüllt werden können, sollte man die benötigten Finanzen bereitstellen. Eine Bestattung wird zum Beispiel in der Regel vom Nachlass abgezogen und die ausgezahlte Summe an die Erben ist das, was noch übrig geblieben ist.

# Wie gehen andere Kulturen mit dem Tod um

Jeder hat wahrscheinlich schon das Sprichwort gehört, „Andere Länder, andere Sitten". Dies gilt auch für den Tod und den Umgang der Menschen mit ihm. Hier in Deutschland ist der Tod immer mit etwas Schrecklichem verbunden, mit Trauer, Leid und Verlust. Dies hat zum einen den Grund, dass der Tod aus unserem alltäglichen

Leben nahezu verbannt worden ist und wir ihm im Persönlichen nur noch selten begegnen.

Wenn es dann so weit ist, ist es fast immer ein Schock für uns. Ein anderer Grund könnte sein, dass viele Menschen den Glauben an ein Leben danach verloren haben, der früher durch den festen christlichen Glauben in uns und unserer Kultur verankert war. Wir wissen nicht mehr, was nach dem Tod passiert, ob wir uns wiedersehen oder ob jetzt einfach alles vorbei ist. Auch plagen wir uns immer häufiger mit Schuldgefühlen, da unser täglicher Arbeitsalltag uns nicht mehr erlaubt, so viel Zeit mit den Menschen, die wir lieben, zu verbringen.

Was auch immer die Gründe für unsere Trauer sind, sie ist real und da. Das dies nicht sein muss und es auch andere Wege gibt, machen uns andere Länder vor. Dabei sollten wir im Hinterkopf behalten, dass weder unser Umgang mit dem Tod richtiger ist noch der Umgang mit diesem von anderen. Was sich für uns hier vielleicht erst einmal befremdlich anhören mag, ist für die Menschen aus dem jeweiligen Kulturkreis normaler Alltag und unser Umgang mit Trauer würde sie wahrscheinlich noch viel mehr befremden.

In Mexiko findet am ersten November immer der Día de los muertos, der Tag der Toten, statt. Diesen Tag haben bereits die Ureinwohner Mexikos einmal jährlich gefeiert, er ist also seit langer Zeit Tradition. Einmal im Jahr kommen die Toten zurück auf die Erde, um diesen Tag mit ihren Liebsten zu feiern. Der Tod bedeutet in diesem Kontext nicht das Ende, sondern es ist der Übergang vom Diesseits ins Jenseits und an diesem Tag kehren die Toten immer wieder zurück. Aus diesem Grund verkleiden sich an diesem Datum alle Kinder und Erwachsenen als Skelette und die ganzen Straßen sind mit kleinen Gedenkstätten für die Toten geschmückt. Zusätzlich gibt es Süßigkeiten, Gebäck und Essen, oft in Form von Totenschädeln, und alles wird mit Blumengirlanden und persönlichen Gegenständen des Verstorbenen geschmückt. Verwandte und Bekannte des Toten versammeln sich in der Nacht zusammen am Grab, feiern mit Essen, Getränken und allem Möglichen und glauben daran, dass der Tote unter ihnen ist und mit feiert. Sie sind ihm in dieser Nacht also ganz nahe. Der Tod wird als etwas Natürliches angesehen und ist nichts, wovor man Angst haben muss. Außerdem muss man sich keine Sorgen machen, dass man in Vergessenheit gerät, weil an diesem Tag die liebsten Menschen anwesend sind und einen feiern und gedenken.

In Indonesien bei der Kultur der Toraja wird mit dem Tod ähnlich umgegangen wie in Mexiko. Bevor der Tote beerdigt wird, wird erst einmal ausgiebig gefeiert. Diese Zeremonie kann auch einmal bis zu zwei Jahre andauern. Damit der Leichnam nicht verwest, wird er mit Formalin konserviert, einbalsamiert und anschließend im hinteren Abschnitt des Gebäudes für die Feierlichkeiten aufgebahrt. Dabei wird er behandelt wie ein schlafender Verwandter. Die eigentliche Beerdigung mit der parallel stattfindenden Feier geht tagelang. Zu Ehren des Verstorbenen werden Wasserbüffel geschlachtet, da sie für Wohlstand und Reichtum der Familie stehen. Oft stürzt sich die Familie des Verstorbenen in Unkosten, um eine riesige Feier zu organisieren. Je mehr Menschen zu Besuch kommen, desto höher war das Ansehen des Toten. Es dürfen auch Touristen an den Feierlichkeiten teilnehmen. Voraussetzung für alle Gäste ist, dass sie Geschenke mitnehmen. Auf der Feier gibt es Essen, es wird gelacht, getanzt, gefeiert und gesungen. Die Stimmung ist sehr ausgelassen und fröhlich, da der Tod als Krönung des Lebens angesehen wird, nachdem die Verstorbenen in das Reich der Toten eingehen. Der Sarg wird kunstvoll verziert und ist auch eine Art Statussymbol. Wenn der Tote dann endlich irgendwann bestattet wird, findet dies meist in der Erde, einer Höhle oder in einer Felswand statt.

Aber wenn Sie jetzt dachten, das war es, dann täuschen Sie sich. Bei den Toraja gibt es nämlich die Tradition, die Toten einmal im Jahr zu exhumieren, das bedeutet, sie werden aus ihren Gräbern herausgenommen, mit neuer Kleidung ausgestattet und anschließend durchs Dorf geführt, wo mit ihnen zusammen dann erneut ein Fest zu ihren Ehren stattfindet. Anschließend werden alle

Habseligkeiten mit dem Toten zusammen wieder ins Grab gelegt, da daran geglaubt wird, dass die Verstorbenen die Dinge, die ihnen gehören, mit in das Reich der Toten nehmen dürfen. Die Kultur der Toraja lebt also wortwörtlich mit den Toten zusammen. Auch für sie ist der Tod nichts Schlimmes, sondern etwas, das gefeiert werden sollte.

In Ghana wird nach dem Tod eines geliebten Menschen auch ein großes Fest gefeiert, das über mehrere Tage geht und meist mehr kostet als eine Hochzeit. Der Status und das Ansehen sind sehr wichtig, deswegen ist eine groß ausgerichtete Feier auch ein Anzeichen für den Status der Familie innerhalb der Gemeinde. Je mehr Gäste kommen, desto größer das Ansehen. Es finden abwechselnd Gottesdienste und Feierlichkeiten mit Gesang, Tanz, Essen und Trinken statt. Der Tod markiert auch in diesem Fall nicht das Ende des Da-Seins, sondern den Neubeginn von etwas anderem.

Diese Umgangsweise unterscheidet sich sehr von unserer Trauerbewältigung hier in Deutschland. Das bedeutet nicht, dass eine Seite besser oder schlechter mit dem Tod umgeht, sondern dass es viele verschiedene Arten in der Umgangsweise gibt. Auch in anderen Kulturen sind die Menschen natürlich trotzdem traurig, da sie keinen alltäglichen Zugang mehr zu dem Verstorbenen haben und sich beispielsweise nicht mehr mit ihm unterhalten können. Doch fällt ihnen das Loslassen leichter, da sie davon überzeugt sind, dass der Tote an einen guten Ort geht und es sozusagen ein anderes Leben nach dem Sterben gibt. Auch manche religiöse Menschen hier in Deutschland sehnen sich den Tod herbei, damit sie eins sein können mit Gott. Egal, wie man mit einem Verlust umgeht, man kann eigentlich nichts falsch machen, solange man seinen Emotionen entsprechend handelt. Falls Menschen zum Beispiel Erleichterung verspüren, nachdem ein geliebter Mensch gestorben ist, der einen langen Leidensweg hatte, ist das auch ein vollkommen normales Gefühl. Lassen Sie sich von sich und auch von anderen Menschen kein schlechtes Gewissen für Ihren persönlichen Umgang mit dem Tod machen.

# Trauer

So, nun haben wir uns ausgiebig mit der Perspektive des Sterbenden beziehungsweise des Verstorbenen beschäftigt, mit den unterschiedlichen Bestattungsmöglichkeiten, was mit dem Körper beim Sterben passiert, wie es einem dabei geht und was man fühlt. Dies ist wichtig, damit wir verstehen, wie der Tod überhaupt abläuft und wie wir uns persönlich auf ihn vorbereiten können. Sterben betrifft aber nicht nur den Sterbenden, sondern auch alle Menschen um ihn herum.

Meist sind es die Angehörigen, die Familie und die Freunde, die sich selbst zurücknehmen und versuchen, dem Betroffenen noch eine schöne Zeit zu ermöglichen. Sie weinen im Stillen und zeigen dem Sterbenden nicht ihre Tränen. Meist sind sie diejenigen, die genauso Hilfe brauchen, denn wenn der geliebte Mensch verstirbt, sind sie diejenigen, die noch da sind und mit dem Verlust irgendwie leben müssen. Die Emotionen können einen überwältigen und das eigene Leben vergessen lassen. Aus diesem Grund ist es wichtig, die eigene Trauer zu fühlen und einen Weg zu finden, mit ihr umzugehen. Der erste Schritt dafür ist, die Phasen der Trauer erst einmal zu verstehen und anzuerkennen.

Jeder, der schon einmal getrauert hat, weiß, wie schlimm dieser Prozess ist. Es gibt unterschiedliche Gründe, warum Menschen trauern, sei es die Trennung nach einer Beziehung, der Verfall der Heimat oder der Tod eines geliebten Menschen. All diese Sachen sind verbunden – durch den Verlust eines gemeinsamen Lebensdaseins. Das, was einmal war, gibt es nicht mehr und man weiß nicht, wie es weitergehen soll. Gerade der Tod ist etwas, was nicht rückgängig zu machen ist, und dies zu begreifen, ist erst einmal fast unmöglich.

Dazu kommt noch, dass viele Menschen in dieser Situation vollkommen überwältigt und überfordert von ihren eigenen Gefühlen sind. Leider ist es so: Je älter man wird, desto mehr häufen sich die persönlichen Verpflichtungen. Da ist einerseits die Arbeit und andererseits Menschen, die auf einen angewiesen sind, wie zum Beispiel die Kinder. Aus diesem Grund fällt es vielen sehr schwer, sich selbst die benötigte Zeit einzuräumen, um zu trauern. Dies ist aber wichtig, um den Schmerz zu bewältigen und sich irgendwann wieder gut fühlen zu können. Nichts ist so wichtig, wie sich seinen Gefühlen zu stellen. Im Folgenden werde ich Ihnen die Phasen der Trauer darlegen, die jeder Mensch mehr oder weniger durchlebt. Wichtig dabei ist, dass der Verlauf nicht stringent ablaufen muss, die Phasen einmal mehr oder weniger lang sein können und sich auch wiederholen. Dies ist alles normal.

## DIE PHASEN DER TRAUER

Meist wird der Trauerprozess mit der Nachricht des Ablebens eines geliebten Menschen eingeläutet. Man wird konfrontiert mit dem Tod und gerät in einen Schockzustand. Dieser hält ein paar Stunden bis wenige Tage an und ist in seiner Intensität unterschiedlich, je nachdem, wie überraschend die Nachricht war. Der Betroffene reagiert in dieser Zeit sehr unterschiedlich, kann entweder komplett still werden oder kurz vor einem Zusammenbruch stehen. In der Regel ist er in dieser Phase nicht allein und wird durch andere Angehörige unter Kontrolle gehalten.

**Erste Phase**

Der Trauernde verleugnet das Geschehene und will es nicht wahrhaben. Die Tragweite des Verlusts kann noch nicht begriffen werden und wird deswegen abgetan. Dies äußert sich durch Starrheit und Empfindungslosigkeit. Es kommt einfach nicht im Bewusstsein an und man hat immer noch irgendwo die Hoffnung, dass dies nicht der Realität entspricht und vielleicht doch nur ein schlimmer Traum ist. Man hört die Nachricht, aber man versteht sie noch nicht. Vielleicht bekommt man auch mit, dass alle um einen herum trauern, weinen oder schreien, aber man ist selbst noch nicht in der Lage, überhaupt irgendetwas zu empfinden. Man fragt sich, ob mit einem alles okay ist und versucht vielleicht sogar, an seine Gefühle heranzukommen – erst einmal ohne Erfolg. Diese Phase kann Tage bis Wochen dauern. Meist hängt die Länge davon ab, wie überraschend die Todesnachricht kam und ob man sich irgendwie schon darauf einstellen konnte.

**Zweite Phase**

Ich nenne sie mal „das böse Erwachen“. Es gibt fast nichts Schlimmeres, als wenn man aus seiner anfänglichen Empfindungslosigkeit ausbricht. Alle Emotionen, die man vorher durch den Schock verbannt hatte, prasseln zeitgleich auf einen ein. Da ist erst einmal unendlicher Schmerz. Die Wucht, mit der einem die Trauer trifft, ist oft unbeschreiblich. Ironischerweise sagt man in vielen Fällen, dass es sich wie sterben anfühlt. Aus persönlicher Erfahrung kann ich Ihnen versichern, dass dies der Beschreibung der eigenen Gefühle schon sehr nahekommt. Man hat keine Worte für den Schmerz, den man empfindet. Um den Schmerz und die Trauer bewältigen zu können, wird man wütend – wütend auf sich selbst, auf den Verstorbenen und vielleicht auf die Menschen um sich herum. Wütend darauf, dass man allein gelassen worden ist, wütend auf die Welt, die einem den geliebten Menschen entrissen hat, wütend darauf, dass auch andere Menschen sich herausnehmen, zu trauern, obwohl es einem selbst doch am schlechtesten geht. Wut hat viele Gesichter und richtet sich also, je nachdem, gegen einen selbst oder gegen andere. Es ist wichtig, zu verstehen, dass dies ein normaler Prozess der Trauerbewältigung ist und dazu gehört. Man ist kein schlechter Mensch, nur, weil die eigenen Gefühle vielleicht irrational sind. Das Gehirn versucht nur, dem Schmerz ein Ventil zu geben, um mit ihm fertig zu werden. Das konkrete Zulassen und das Erfahren von Wut helfen dem Betroffenen, nicht in eine dauerhafte Depression zu fallen. Ein anderer Zustand, der in den Vordergrund rücken kann, sind starke Schuldgefühle. Je nachdem, wie die Beziehung zu dem Verstorbenen war, können vielleicht noch ungeklärte Probleme, nicht ausgesprochene Entschuldigungen oder sonstiges das Gewissen belasten. Man denkt immer, man hat noch Zeit, die Dinge zu klären, und wenn dann der Tag kommt, an dem man keine Zeit mehr hat, kann das Gefühl der Schuld einen regelrecht zerfleischen. Man weint bittere Tränen und macht sich selbst schlimme Vorwürfe. Hier ist es wichtig, die Gefühle zuzulassen, aber nicht den Bezug zur Realität zu verlieren. Starke Schuldgefühle können den Prozess des Verarbeitens stagnieren lassen. Durch die Trauer, Wut und Schuld gerät man in eine Ruhelosigkeit und das Gedankenkarussell, in dem man sich befindet, lässt einen nachts nicht mehr schlafen.

Alpträume, unruhiger oder gar kein Schlaf belasten die Psyche. Dazu gesellt sich die Angst – Angst, jetzt allein zu sein, Angst, das Leben ohne den geliebten Menschen bewältigen zu müssen, Angst davor, wie es jetzt weiter geht. Das

Bewusstsein, dass alle Dinge endlich sind, weckt in einem Urängste, die man vielleicht zuletzt als Kind gespürt hat. Auch dies ist nicht schön, aber normal.

In unserer heutigen Gesellschaft hat Selbstkontrolle einen hohen Stellenwert, was in vielen Fällen einer angemessenen Trauerbewältigung im Weg steht. Die Menschen gewähren sich selbst oft nicht die Erlaubnis, ihre Gefühle zuzulassen, sondern verdrängen sie lieber. Aber um im Trauerprozess weiter zu kommen und nicht immer wieder beim gleichen Punkt zu landen, ist es wichtig, genau dies zu tun. Nur, wer seine Gefühle zulässt, annimmt und durchlebt, kann die nächste Trauerphase erreichen.

### Dritte Phase

In dieser Phase geht es primär darum, dass die Trauernden den Verstorbenen suchen, finden und Abschied nehmen. Dies geschieht zum Beispiel dadurch, dass der Betroffene Orte besucht, die ihn an den Verstorbenen erinnern oder die in der Beziehung eine Rolle gespielt haben. Man macht Dinge, die man zusammen erlebt hat, guckt sich alte Fotos an und führt leise innere Zwiegespräche mit dem Toten.

Im besten Fall arbeitet man alte Probleme dabei auf, streitet, lacht und vermisst. Erinnerungen haben jetzt einen süßen Schmerz. Es ist möglich, Dankbarkeit für das Erlebte zu empfinden und die Person dabei gleichzeitig unendlich zu vermissen. Man erinnert sich an witzige Eigenschaften oder Geschichten des Verstorbenen, die einem zum Lachen und dann zum Weinen bringen. Oft kommt es auch vor, dass man sich in Träume oder Fantasien flüchtet und versucht, der Realität zu entfliehen.

Beim Aufwachen wird man dann immer wieder damit konfrontiert, dass die Wirklichkeit eine andere ist, was sehr schmerzhaft sein kann. Dies ist ein Lernprozess, um das neue Leben ohne den geliebten Menschen wahrzunehmen. Das richtige Wort hierfür wäre wahrscheinlich „bittersüß“. Diese Phase der Trauer kann Monate, aber auch Jahre dauern und, je nachdem, mal schön, mal schmerzhaft sein. Im besten Fall wird der Verstorbene für den Betroffenen ein innerer stiller Begleiter, mit dem er reden und der sich der

Situation entsprechend weiterentwickeln kann. Das Leben ist nun ein anderes, welches neu entdeckt werden muss. Der Trauernde hat die Möglichkeit, den Verstorbenen mitzunehmen in die neue Welt und durch die Verbindung Kraft zu schöpfen. Dadurch wird dann die vierte Phase eingeläutet.

**Vierte Phase**

In der letzten Phase der Trauer schließt man Frieden mit dem Tod des geliebten Menschen. Der anfänglich allumfassende Schmerz rückt immer mehr in den Hintergrund und man ertappt sich immer öfter dabei, dass man nicht mehr die ganze Zeit an den Verstorbenen denkt.

Es wurde akzeptiert, dass der Tote nicht mehr Teil des alltäglichen Lebens ist und dass das eigene Leben weitergehen muss. Pläne werden gestaltet und Stück für Stück wird ein neues Leben aufgebaut. Dabei wird der Verstorbene nicht vergessen und die Erinnerung an ihn ist weiterhin ein wichtiger Bestandteil, der aufrecht erhalten wird. Man kann wieder lachen und Freude empfinden.

Viele Menschen machen die Erfahrung, dass sie das Leben nun mehr schätzen und genießen können. Man ist dankbar für die Zeit, die man mit dem Verstorbenen verbringen durfte, sodass es jetzt auch immer einfacher wird, über ihn zu sprechen und die schönen Momente, die man mit ihm erlebt hat, mit anderen zu teilen. Abgesehen davon macht viele Menschen diese Erfahrung stärker, da sie wissen, dass sie selbst das Schlimmste irgendwie überstehen können.

## WIE KANN MAN MENSCHEN, DIE TRAUERN, HELFEN?

Häufig kommt es vor, dass man nicht selbst von dem Tod eines geliebten Menschen betroffen ist, sondern jemand anderes, der einem nahe steht – sei es eine gute Freundin, ein Arbeitskollege oder jemand aus der Familie, der unsere Hilfe braucht. Für jemanden da zu sein, der gerade trauert, ist nicht immer einfach. Oft fehlen uns die Worte und wir wissen nicht so recht, wie wir mit der Situation umgehen sollen.

Zusätzlich kommen vielleicht auch in uns alte Erinnerungen hoch, Ängste und das Bewusstsein unserer eigenen Sterblichkeit, die wir gerne versuchen, zu verdrängen. In so einer Situation ist es das Wichtigste, sich klar zu machen, dass der andere sich in einem Ausnahmezustand befindet, in der er sowohl psychische als auch physische Qualen empfindet. Die meisten Menschen brauchen Beistand und den sollten sie bekommen, ohne dass sie darum bitten müssen. Hören Sie dem

Betroffenen zu, egal, wie oft er sich wiederholt und sich vielleicht mit den Gedanken im Kreis dreht. Für Außenstehende ist dies manchmal schwer zu ertragen, da wir nicht sehen können, wie sich jemand quält, den wir mögen und lieben. Seien Sie geduldig und drängen Sie ihn nicht zu Sachen, für die er noch nicht bereit ist. Mitgefühl muss sich nicht immer durch große Worte ausdrücken, oft reicht eine Umarmung oder ein behutsames Drücken der Hände, um zu signalisieren, man ist hier und fühlt mit.

Wenn der Betroffene anfängt, über den Verstorbenen zu reden, wechseln Sie nicht das Thema, sondern hören Sie ihm zu, auch wenn sich die erzählten Erinnerungen öfters wiederholen. Machen Sie ihn auf die schönen Dinge, die er und die andere Person erlebt haben, aufmerksam und versuchen Sie, zu vermeiden, die Trauer des anderen mit ihren Trauererfahrungen zù vergleichen, da jeder Mensch anders trauert und unterschiedlich lange braucht, um einen Verlust zu verarbeiten.

Auch sollte der Vergleich mit Menschen, die

einen vermeintlich noch größeren Schicksalsschlag erlebt haben, vermieden werden, da man die Gefühle des anderen niemals abwerten sollte. Der Trauernde ist oft nicht in der Lage, sich um alltägliche Dinge, wie den Haushalt, den Einkauf und das Essen machen, zu kümmern. Gerade da können Sie gut Ihre Hilfe anbieten. Sie könnten zum Beispiel selbst gekochte Mahlzeiten mitnehmen, einmal die Wohnung fegen, die Blumen gießen und einkaufen gehen. Es gibt vielfältige Möglichkeiten, den Betroffenen auf diese Art und Weise zu unterstützen. Alles in allem geht es darum, dem anderem zu signalisieren, ich bin da, ich höre dir zu, du kannst mir vertrauen, ich nehme dich ernst und du bist mir wichtig. Wenn Sie das Gefühl haben, dass der Betroffene vielleicht professionelle Unterstützung braucht, scheuen Sie sich nicht, den Betroffenen zu ermutigen, sich Hilfe zu suchen.

Es gibt viele unterschiedliche Angebote, wie Trauerbegleitungen, Selbsthilfegruppen und psychologische Hilfen. Sie könnten zum Beispiel anbieten, den Kontakt herzustellen und den

Trauernden bei seiner ersten Sitzung zu begleiten oder ihn hin- und zurückzufahren. Manchmal ist es eine große Erleichterung, mit Menschen zu reden, denen Ähnliches widerfahren ist oder die das Gleiche gerade durchmachen, wie man selbst. Auch kann es helfen, mit Menschen das Gespräch zu suchen, die nicht in das Privatleben involviert sind, da man so auch Dinge ansprechen kann, die man sich von Bekannten nicht traut, zu sagen.

Bei Gefahr, dass der Betroffene in eine starke Depression fällt, kann einem von professionellen Fachkräften geholfen werden. Manchmal können die Trauernden nicht schlafen oder sehen nur noch schwarz, in diesen Fällen könnte man mit dem Psychologen absprechen, ob vielleicht eine kurzfristige medikamentöse Behandlung Erleichterung schaffen könnte. Alles in allem sollte und muss niemand durch eine Trauerphase allein gehen. Unterstützung ist wichtig, sich geliebt fühlen ist wichtig und in einen geschützten Rahmen trauern zu können ist genau so wichtig. Wir alle können Menschen um uns herum dabei helfen, diese schreckliche Phase zu überstehen und wieder auf die Beine zu kommen – ist es nicht genau das, was uns zu Menschen macht?

# WIE HELFE ICH EINEM KIND, DAS TRAUERT?

Wenn ein Mensch stirbt, trauern nicht nur wir, sondern auch die Kleinsten unter uns. Die Trauer von ihnen unterscheidet sich von der Trauer von Älteren. Im Gegensatz zu den Erwachsenen trauern Kinder in Schüben. Dies bedeutet, dass sie die eine Sekunde komplett traurig sind, weinen, schreien und in der nächsten Sekunde wieder lachen und Spaß machen.

Für Erwachsene ist dieses Verhalten oft irritierend, weil sie es nicht nachvollziehen können. Wichtig dabei zu wissen ist, dass diese Art der Trauerbewältigung existenziell für die Gesundheit der Kleinen ist. Ihre Psyche ist noch nicht stark genug, durchgehend Trauer zu empfinden, und deswegen kommt bei Kindern die Traurigkeit in Schüben, da sie sie so besser verarbeiten können, ohne Schäden davon zu tragen.

Es ist eine Art Schutzmechanismus. Manchmal

beobachten Eltern auch, dass ihre Kinder erst überhaupt nicht auf eine Todesnachricht reagieren. Oft steht dies im Zusammenhang damit, dass Kinder bis zu einem bestimmten Alter noch nicht verstehen, dass der Tod etwas Unwiederbringliches ist. Erst ab einem Alter von neun bis zehn Jahren haben Kinder vollkommen realisiert, dass sie selbst auch sterben müssen und es dann kein Zurück mehr gibt.

Viele Eltern fragen sich, ob sie ihr Kind mit zur Beerdigung nehmen sollen. Sie wollen es nicht erschrecken oder traurig machen, deswegen lassen die meisten ihre Kinder zuhause. Trauerbegleiter und auch Pfarrer sind sich aber einig, dass es einem Kind gut tut, mit eingebunden zu werden. Man sollte ihm ganz genau erklären, was eine Beisetzung ist, wie sie abläuft und warum sie gemacht wird.

Letztendlich sollte man sein Kind einfach fragen, ob es mitkommen möchte oder lieber zuhause bleiben will. Es kann genauso wichtig wie für uns für ein Kind sein, dass es die Möglichkeit bekommt, sich von dem geliebten Menschen zu verabschieden. Es gibt zum Beispiel die Möglichkeit, ein Erinnerungsstück in den Sarg oder das Grab zu legen. Als Alternative könnte man dem Kind auch vorschlagen, noch einmal nach der Beerdigung ein eigenes Abschiedsritual mit ihm zusammen zu gestalten. Es könnte beispielsweise ein Bild malen, etwas basteln oder eine selbstgepflückte Blume an das Grab legen und in Ruhe Abschied nehmen. Egal, wofür Sie sich entscheiden, seien Sie immer ehrlich zu Ihrem Kind. Kinder sind von Natur aus neugierig und wollen verstehen, was passiert ist, deswegen stellen sie viele Fragen. Sie sollten versuchen, die Fragen so ehrlich wie möglich zu beantworten. Belastende Details können Sie dabei natürlich weglassen und Sie sollten auf eine kindgerechte Darstellungsweise achten.

Wenn Sie etwas nicht genau wissen, können Sie das auch ehrlich zugeben. Zusätzlich sollten Sie auf Phrasen wie, „Er ist friedlich eingeschlafen“, oder, „von uns gegangen“ verzichten, da Kinder noch nicht verstehen, was damit gemeint ist. Im schlimmsten Fall können Sie eine Schlafstörung entwickeln, da sie Angst bekommen, im Schlaf zu sterben, oder sie geben sich selbst die Schuld, dass jemand „weggegangen" ist. Ein anderer wichtiger Punkt, den Sie im Hinterkopf behalten sollten, ist, dass Kinder sich an ihrer Umgebung orientieren, ihr nachahmen und von ihr lernen.

Aus diesem Grund ist es wichtig, dass Sie auch auf ehrliche Art und Weise trauern. Verstecken Sie nicht, dass sie traurig sind, denn nur so lernen Kinder, dass es in Ordnung ist, seine Gefühle zu zeigen und dass, wenn etwas Schlimmes passiert, man ruhig traurig sein darf. Abgesehen davon haben Kinder einen starken Sinn dafür, ob das Verhalten von Ihnen und Ihre Stimmung nicht übereinstimmen. Also trauern Sie ruhig und manchmal tut es auch Kindern gut, gemeinsam zu weinen. In vielen Fällen kommt es auch dazu, dass das Kind plötzliche Wutanfälle hat, schreit und Sachen um sich wirft. Durch dieses Verhalten steuert es gegen die empfundene Hilflosigkeit an. Auch wir kennen das Gefühl, man möchte irgendetwas tun, vielleicht irgendetwas kaputt machen, nur, um sich nicht so hilflos zu fühlen.

Genau das Gleiche geht in diesem Moment in Ihrem Kind vor, nur, dass es sich im Gegensatz zu uns oft noch nicht beherrschen kann und seiner Wut freien Lauf lässt und sie vielleicht auch gegen Menschen richtet, die ihm eigentlich helfen wollen.

Wenn diese Wutanfälle überhandnehmen, lassen Sie sich und Ihrem Kind am besten helfen, zum Beispiel durch eine professionelle Trauer- oder eine psychologische Begleitung. Auch dies ist etwas ganz Normales, von dem viele Familien betroffen sind. Sie sollten Ihr Kind gut beobachten und in der Trauerzeit nie allein lassen. Auch ist es von Vorteil, alle Personen, die mit dem Kind zu tun haben, zu informieren, wie zum Beispiel den Kindergarten, die Schule, Sportvereine und andere Einrichtungen. Es geht darum, dass alle Bescheid wissen, dass das Kind sich vielleicht anders verhalten könnte und dass alle es so dementsprechend unterstützen können. Auch beim Spielen gibt es oft Verhaltensänderungen, da gerade kleinere Kinder das von ihnen Erlebte häufig spielerisch nachstellen. Dadurch versuchen sie, das Erlebnis für sich selbst greifbar zu machen.

Wenn Sie so etwas mitbekommen, bieten Sie Ihrem Kind ruhig das Gespräch an und geben Sie ihm die Chance, sich mitzuteilen. Auch kleine Kinder brauchen Gespräche, um Dinge besser verarbeiten zu können, und gerade in der Zeit der Trauer viel Zuwendung. Manchmal kommt es auch vor, dass Kinder sich selbst die Schuld für den Tod eines geliebten Menschen geben, da sie vielleicht böse Gedanken hatten oder eifersüchtig waren.

Erklären Sie unbedingt, dass es keine Mitschuld trägt und dass der Tod nichts mit ihnen zutun hatte. Alles in allem ist der Verlust von jemandem für alle eine schwere Zeit und gerade Kinder brauchen in dieser Phase viel Zuwendung und Aufmerksamkeit. Als Erwachsener fällt es manchmal schwer, diesen Bedürfnissen gerecht zu werden, da man selbst gerade trauert und einen Weg für sich finden muss, wie man mit dem Tod eines geliebten Menschen umgehen kann. Dieser Zwiespalt ist völlig normal und Sie sollten sich nicht scheuen, andere um Hilfe zu bitten. Vielleicht kann eine gute Freundin öfter einmal vorbeischauen und mit dem Kind etwas unternehmen, sodass Sie wieder Energie tanken und sich Ihrer eigenen Trauer bewusster zuwenden können.

Kinder sind sensible Wesen, deswegen spüren sie Ihre Trauer sowieso, deswegen sollten Sie sich nicht scheuen, sie auch zu zeigen. Gemeinsam zu trauern kann einen enger zueinander bringen und man kann sich gegenseitig trösten. Manchmal ist es nun einmal so, dass man vielleicht professionelle Hilfe bei der Trauerbewältigung benötigt. Auch Kinder können davon betroffen sein. Gemeinsam mit einem Psychologen können sie unterstützt werden, ihren eigenen Weg im Umgang mit der Trauer zu finden.

## WENN DAS EIGENE KIND STIRBT

Das eigene Kind zu überleben ist wohl das Schlimmste, was einem passieren kann. Jährlich sterben in Deutschland circa 30.000 Kinder und jüngere Erwachsene, fast die Hälfte von ihnen im Straßenverkehr. Aber auch Krankheit, Unfälle oder plötzlich auftauchende Beschwerden können eine Ursache sein.

Egal, was es ist, es ist immer ein totaler Schock. Für Eltern gibt es nichts Schlimmeres. Ganz egal, ob es das eigene Kind, adoptiert oder vielleicht das Kind des Partners ist, was man mit aufgezogen hat, man hat sich dazu verpflichtet, sich selbst vielleicht sogar geschworen, dass man es vor allem Leid auf der Welt beschützen wird. Und dann hat man versagt und gibt sich unweigerlich die Schuld, hätte man doch, könnte man nicht, wieso, weshalb, warum. Es gibt keine zufriedenstellende Antwort auf die Frage, warum ein Kind sterben musste. Man geht durch die tiefsten Schluchten, von Schmerz bis zur schlimmsten Trauer.

Viele wünschen sich, auch zu sterben, um das Kind im Tod zu begleiten. Man kann seine Trauer und sein Leid nicht verbergen. Oft machen Betroffene in dieser Zeit die Erfahrung, dass sich alte Freunde und Bekannte von ihnen abwenden. Dies ist natürlich für sie besonders grausam. Selbst, wenn man versucht, sein Leid zu verbergen, ist es nicht möglich, man möchte ständig von seinem Kind erzählen, den Namen aussprechen und weinen, fluchen und wieder weinen.

Tatsächlich ist dies auch für die Umstehenden schwer zu ertragen. Viele wenden sich ab, weil sie mit der Sterblichkeit ihrer eigenen Kinder konfrontiert werden. Die Angst davor, dass man auch selbst betroffen sein könnte, ist zu groß und so trennen sich viele Wege in diesem Moment. Auch die Partnerschaft leidet natürlich und so lassen sich 80 % nach dem Tod ihres eigenen Kindes scheiden. Der Schmerz und die Erinnerungen, die aufkommen, wenn man den Partner anschaut, sind meist einfach zu schwer zu ertragen. Das Paar ist häufig im Laufe der Zeit sowieso von Freunden und Bekannten isoliert und hat nur noch sich selbst. Man kann sich das so vorstellen, als ob zwei Ertrinkende sich gegenseitig aneinanderklammern, um nicht unterzugehen. Wie das Ergebnis in den meisten Fällen ausgeht, muss ich Ihnen nicht erklären.

Der einzige wirklich von Herzen kommende Ratschlag, den man geben kann, ist, dass sich Betroffene unbedingt professionelle Hilfe suchen sollten. Das können sie gemeinsam tun, aber auch in verschiedenen Einrichtungen. Es gibt sehr viele angeleitete Selbsthilfegruppen, wo man sich anderen Betroffenen in einem geschützten Rahmen mitteilen kann, ohne Angst davor zu haben, dass sich jemand abwendet oder einen verurteilt. Zusätzlich gibt es natürlich noch die Möglichkeit einer psychologischen Begleitung, die einem intensiv dabei hilft, einen Umgang mit der eigenen Trauer zu finden. Die meisten Menschen schaffen es nicht allein, diese schwere Zeit zu überstehen, und damit nicht noch die eigene Partnerschaft kaputt geht oder Schlimmeres passiert, sollte man sich unbedingt Hilfe holen.

In welcher Form dies geschieht, kann jeder

natürlich für sich selbst entscheiden. Wichtig ist nur, dass die Betroffenen verstehen, dass niemandem geholfen ist, wenn sie ihr Leben wegwerfen. Der Schmerz wird wahrscheinlich nie vollständig verheilen, aber für jeden Menschen gibt es eine Zukunft und eine weitere Chance, das Leben so zu leben, wie man es verdient. Auch das Schlimmste dieser Welt kann man überstehen, mithilfe von anderen, die einen dabei unterstützen.

## WENN EIN FREUND ODER EINE FREUNDIN STIRBT

Viele denken beim Tod eines Menschen zuerst an die Familie und an den Partner oder die Partnerin. Klar ist es für Freunde zwar auch schlimm, aber die Familie ist doch das Wichtigste. Was wir dabei oft vergessen, ist, dass dies in unserer heutigen Gesellschaft nicht immer unbedingt der Fall ist. Die Familie ist wichtig, wir kennen sie unser Leben lang, aber wir haben sie uns nicht ausgesucht. Viele haben eine super Beziehung mit ihrer Familie, viele aber auch nicht. Aber wer sind Freunde? Freunde sind die Familie, die wir selbst aussuchen, für die wir uns bewusst entscheiden. Oft kennen sie uns besser als alle Menschen, mit denen wir durch unser Blut verbunden sind. Wem erzählen wir unsere ganzen Geheimnisse und Dinge, die wir gemacht haben, die unsere Beziehung zerstören oder unsere Eltern maßlos enttäuschen würden.

Mit wem haben wir darüber diskutiert, ob wir glücklich in unserem Leben sind oder uns vielleicht umorientieren sollten und wer hat uns getröstet, wenn wir einmal wieder verlassen worden sind? Es sind die Freunde, die uns in unserem Leben begleiten, uns aufbauen, mit denen wir verrückte Sachen unternehmen oder vielleicht Dinge tun, die wir niemandem erzählen können. Es ist die Familie unserer Wahl und ich glaube, jeder wird zustimmen, wenn ich sage, dass es eines der kostbarsten Geschenke ist, Freunde fürs Leben gewonnen zu haben. Was passiert also mit uns, wenn dieses Band reißt? Es gibt diesen Spruch: Freunde bis zum Tod. Ich frage jetzt: Und dann?

Genauso wie bei der Familie, bei den Kindern oder auch bei den Freunden kann kein Band reißen, was vorher stark genug war. Es kommt nicht darauf an, in welcher Beziehung man zueinandergestanden hat, sondern wie tief und echt die Bindung war. Der Tod schmerzt immer. Als Freund kann es manchmal schwer sein, da man selbst leidet, aber im Grunde genommen von der Gesellschaft erwartet wird, dass man sein alltägliches Leben schnell wieder aufnimmt. Man war ja letztendlich doch nur ein Freund und kein Familienmitglied.

Aus diesem Grund hat man auch kein Recht,

Entscheidungen zu treffen, zum Beispiel bezüglich der Beerdigung, obwohl man vielleicht viel besser wüsste, was das Lieblingslied des Verstorbenen gewesen ist. Im schlimmsten Fall wird man nicht einmal zur Beerdigung eingeladen.

Dies kann manchmal schwer zu ertragen sein, man wird wütend oder auch eifersüchtig auf die Personen, die im Vordergrund stehen, wobei man die verstorbene Person doch viel besser gekannt hat.

Durch so etwas hindurch müssen viele Freunde auf dieser Welt, deswegen wollte ich dieses Thema unbedingt in meinem Buch berücksichtigen, da man sie viel zu schnell vergisst, sie aber eigentlich einen besonderen Ehrenplatz verdienen.

Ich hatte weiter oben bei den Phasen der Trauer erwähnt, dass ein Schritt in die Zukunft sein könnte, den Verstorbenen zu einem stillen, inneren Begleiter zu machen, der sich mit uns weiterentwickelt. Nur, weil jemand nicht mehr physisch anwesend ist, bedeutet dies nicht, dass er verschwunden ist. Wenn man jemanden wirklich gut gekannt hat, weiß man, wie derjenige tickt, man kennt seine Einstellungen und wie er wahrscheinlich reagieren würde. Das ist das Vermächtnis, was jemand uns hinterlässt und mit dem wir weiter agieren können. Wenn wir Hilfe in unserem Leben brauchen, können wir mit dem verstorbenen Freund Zwiegespräche führen, uns Rat holen und uns ihm anvertrauen. So sind wir nie allein, denn egal, was ist, wirklich gute Freunde sind für immer.

# Darf man nach dem Tod überhaupt wieder glücklich sein?

Wenn jemand stirbt, ist man meist so unglücklich, dass man sich nicht vorstellen kann, jemals wieder zu lachen. Diese unbeschreiblichen Schmerzen, die man bei einem Verlust spürt, werden nie wieder weggehen, denkt man sich.

Wie oft hat man sich selbst gesagt, „Das war‘s jetzt, ich werde nie wieder glücklich sein. Wie kann ich, nachdem so etwas Schlimmes passiert ist, überhaupt weiterleben?“.

Die Sache dabei ist, unser Organismus ist nicht dafür ausgelegt, dass wir für immer traurig sind oder für immer leiden. Unsere Instinkte sind dafür ausgerichtet, dass wir überleben. Wenn jemand stirbt, läuten in uns unsere Alarmglocken und wir schalten auf Notstand. Diesen Notstand können wir lange aufrechterhalten, aber eben nicht für immer.

Das ist wie mit dem Verliebtsein, in der ersten Zeit haben wir das Gefühl, wir könnten uns von Luft und Liebe ernähren, aber irgendwann lässt dieses Gefühl nach, damit wir wieder „Brot nach Hause“ bringen können. Wir müssen überleben. Genauso ist es mit der Trauer. Irgendwann muss es weiter gehen. Vielleicht haben Sie selbst schon einmal jemanden verloren. Je älter wir werden, desto wahrscheinlicher wird dies leider. In der ersten Zeit quält uns der Gedanke an den Verlust jede einzelne Sekunde.

Wir können nicht essen, nicht schlafen und manchmal auch nicht mehr reden. Wir lassen uns krankschreiben, gehen nicht zur Arbeit und lassen vielleicht den Haushalt verwahrlosen. Aber irgendwann wird es besser. Dies hängt vor allem davon ab, ob wir die Trauer zulassen oder nicht. Nur das, was wir zulassen, können wir auch verarbeiten. Wenn wir es zulassen, wird früher oder später der Punkt kommen, wo es nicht mehr jede Sekunde schmerzt, sondern vielleicht nur noch alle paar Minuten. Vielleicht fällt uns die Veränderung erst gar nicht auf. Aber dann kommt der Punkt, an dem wir vielleicht etwas Lustiges sehen oder lesen und auf einmal laut auflachen. Oft ist dies ein wahnsinnig befreiendes Gefühl - der erste Lacher nach so langer Zeit Traurigkeit. Und dann kommt es schlagartig: unser schlechtes Gewissen.

Wie kann ich jetzt bei so einer banalen Sache lachen, wo doch mein liebster Mensch verstorben ist und nicht mehr lachen kann? Dann werden wir wieder nachdenklich, traurig und haben vielleicht auch noch zusätzlich ein schlechtes Gewissen.

Wir leben weiter, denken an den Menschen, den wir verloren haben. Und dann gibt es die Momente, in denen wir nicht an ihn denken, und mit der Zeit gibt es immer mehr von diesen Momenten. Irgendwann fällt es uns auf und wir verfallen in Selbstgespräche, die wir mit dem Verstorbenen führen, entschuldigen uns und versuchen vielleicht, dieses Nichtgedenken zu erklären.

Auf jeden Fall stellen wir uns irgendwann die Frage: Darf ich überhaupt wieder glücklich sein, nachdem du gegangen bist? Die Antwort darauf ist ein großes JA! Unbedingt!

Die Sache dabei ist, Sie müssen auch niemanden um Erlaubnis bitten, weil Sie niemandem etwas schuldig sind. Natürlich denkt man, man ist den Verstorbenen schuldig, dass man um sie trauern muss. Man sollte auch unbedingt trauern. Aber, und das ist der Punkt, irgendwann geht das eigene Leben weiter und das sollte es auch. Sie können nicht Ihr Leben verschwenden für jemanden, der nicht mehr da ist. Das ist kein Verrat, sondern das sind Sie sich selbst und Ihrem

Leben schuldig. Überlegen Sie einmal, Sie haben etwas, was der andere nicht mehr hat. Sie haben das Geschenk, dass Sie Ihr Leben leben dürfen und dafür sollten Sie dankbar sein. Sie sollten es in vollen Zügen genießen. Und ja, auch der Verstorbene würde sich dies für Sie wünschen.

Das heißt nicht, dass Sie ihn vergessen haben, das heißt nur, dass es weitergeht. Für den von Ihnen Gegangenen können Sie nun nichts mehr tun, aber es sind noch Menschen hier, die Sie brauchen – seien es Ihre Eltern, die Kinder, Freunde, Verwandte oder Bekannte. Sie brauchen Sie und Ihre einzigartige Persönlichkeit. Wenn jeder Mensch auf dieser Welt nach dem Tod eines geliebten Menschen beschließen würde, dass er nun nie wieder glücklich sein kann, würde es auf der Erde nur unglückliche Menschen geben. Das ist nicht richtig und das ist auch bestimmt nicht die Welt, in der Sie Ihre Kinder aufwachsen sehen wollen.

Der Verlust eines Menschen ist das Schrecklichste, was jedem Einzelnen von uns passieren kann, aber, und das dürfen wir nicht vergessen, es ist auch das Natürlichste auf der Welt. Der Tod gehört zum Leben dazu. Es ist der Kreislauf des Lebens und so wie manche kommen, gehen andere auch wieder. Wir müssen aus der Zeit, die wir haben, das Beste machen. Und genau aus diesem Grund appelliere ich an jeden Einzelnen: Nehmen Sie sich so viel Zeit, wie Sie brauchen, und wenn Sie merken, dass Sie wieder so weit sind, dass Sie Freude empfinden können, dann nehmen Sie dies an wie ein Geschenk und sträuben Sie sich nicht dagegen. Niemand erwartet von Ihnen, dass Sie für immer traurig sein müssen, auch nicht der Verstorbene. Der einzige Mensch, der sich diese Erwartung aufzwängt, sind Sie selbst. Befreien Sie sich davon und leben Sie weiter – vielleicht dann mit einem lachenden und einem weinenden Auge, aber wenigstens wissen Sie jetzt, wie kostbar jeder Moment ist, den wir auf dieser Erde erleben dürfen.

# Der Tod und die Gesellschaft

Nun kommt ein eher untypisches Thema, dem ich mich widmen möchte: Der Tod und unsere Sprache, man könnte auch sagen, der Tod und unsere Gesellschaft. Es geht um Tabuisierung in unserem alltäglichen Sprachgebrauch, die letztendlich gesellschaftlich geprägt ist. Wenn Sie nicht wissen, was ich damit meine, überlegen Sie einmal, wie viele Ausdrücke Sie für das Sterben kennen.

Ich persönlich kenne sehr viele. Da wären unter anderem, „Er ist von uns gegangen“, „Sie ist friedlich eingeschlafen“ und „das Leben danach“. Natürlich könnte ich jetzt noch weitere aufzählen, aber Sie wissen wahrscheinlich, was ich meine.

Dies alles sind Phrasen, die den Tod umschreiben, aber nicht beim Namen nennen. Alles ist etwas mystisch verklärt und nicht wirklich eindeutig. „Er ist von uns gegangen“, da würde sich doch jedes Kind zu Recht fragen, „Ja wohin ist er denn gegangen?“. Nein, die korrekte Antwort wäre, er ist gestorben und nicht mehr hier. Aber warum fällt es uns so schwer, das Normalste auf der Welt beim Namen zu nennen?

Heutzutage findet eine Tabuisierung bezüglich des Sterbens in der Gesellschaft statt und ich rede nicht von dem romantischen Filmtod, den wir täglich im Fernsehen sehen. Tod ist da, aber wiederum auch nicht. Ein Kind sieht bis zu seinem 18. Lebensjahr circa 20.000 Tode im Fernsehen. Wir lesen jeden Tag Horrornachrichten von Toten bei Anschlägen, tödlich ausgegangenen Familienstreiten und missglückten Überfällen.

Dennoch beschäftigen wir uns selbst trotzdem nicht viel mit dem Tod. Wie ist es dazu überhaupt gekommen? Ein Grund dafür ist, dass die Menschen heute viel länger leben als früher. Auch gibt es keine Krankheiten mehr, die Tausende gleichzeitig dahinraffen lassen. Früher gab es die Pest oder die Cholera und die Medizin war bei Weitem nicht so fortgeschritten, wie sie es heute ist. Früher gehörte das Sterben einfach zum Alltag dazu.

Man hat es überall gesehen und es auch immer wieder selbst erlebt. Gerade unter Kindern war die Sterblichkeitsrate besonders hoch, sodass manche Eltern sogar mit der Namensgebung erst einmal ein paar Monate gewartet haben, um zu gucken, ob sie überhaupt überleben. Natürlich sind dies keine Zeiten, die wir uns zurückwünschen sollten, doch war der Tod damals im Alltag mehr sichtbar und die Menschen haben mit ihm gelebt. Früher waren die Alten ein fester Bestandteil des Haushalts, um die man sich selbstverständlich mit gekümmert hat. Heutzutage werden ältere Menschen immer weiter aus dem Familienleben gedrängt und kaum einer lebt noch mit den Eltern und Großeltern unter einem Dach, wie es früher üblich war.

Durch unsere gute medizinische Versorgung können wir heute noch im hohen Alter arbeiten und bleiben länger fit. Sobald etwas nicht stimmt, gehen wir in ein Krankenhaus oder ins Pflegeheim. Auch Betreutes Wohnen und Altersheime sind heutzutage eher die Regel als die Ausnahme. Dies hat zur Folge, dass die medizinische Versorgung und Haushaltshilfe immer mehr von externen Pflegediensten übernommen wird und nicht von Familienangehörigen. Unser heutiger Alltag ist voll mit Arbeit gepackt und wir haben nicht noch die Zeit, uns um unsere kranken Großeltern zu kümmern.

Wir sehen sie eher wöchentlich oder auch monatlich – ja, und manchmal auch gar nicht mehr. So bekommen wir auch nicht mit, was es heißt, alt zu werden und welche Gebrechen und körperlichen sowie geistigen Einschränkungen dies vielleicht mit sich bringt. Bei vielen Familien ist es auch Trend geworden, die älteren Familienmitglieder nicht mehr im Krankenhaus zu besuchen, damit „wir sie so in Erinnerung behalten können, wie sie waren".

Aber genau so, wie sie jetzt sind, sind sie auch. Sie sind nicht weniger sie selbst, als wir es in ihrer Situation wären. Wir vergessen immer wieder, dass der Tod zum Leben dazu gehört, sodass wir uns vor ihm verstecken und ihn nicht anschauen können, wenn es jemanden betrifft, den wir lieben. Dann kommen wieder diese Phrasen in unseren Sprachgebrauch: Das Zeitliche segnen, den letzten Weg beschreiten oder die ewige Ruhe finden. Ja, oder einfach sterben. Wir müssen den Tod wieder mehr in unseren Alltag integrieren, darüber sprechen, uns ihm stellen.

Ich habe weiter oben schon drei Gründe genannt, warum es sich lohnt, sich mit dem Tod zu beschäftigen, aber ich appelliere erneut an Sie: Tun Sie es. Sie lesen gerade dieses Buch, also machen Sie schon einiges richtig. Aber lesen Sie nicht nur darüber, sondern verbannen Sie ihn nicht aus Ihrem Alltag. Eigentlich möchte kein Mensch allein sterben, deswegen sollten wir den Menschen unter uns, die dem Tod aller Wahrscheinlichkeit nach noch ein kleines Stückchen näher sind als wir selbst, nicht den Rücken kehren.

Wir alle werden an einen Punkt in unserem Leben kommen, an dem wir alt sind, da dies der normale Lauf der Dinge ist. Was wir uns dann für uns selbst wünschen, sollten wir den anderen nun jetzt auch entgegenbringen.

## DER TOD ALS GESELLSCHAFTLICHE GLEICHSTELLUNG

Es gibt ein altes Sprichwort, das besagt, „arm oder reich – der Tod macht uns alle gleich."

Was uns alle im Leben vereint, ist, dass wir sterben müssen – ob wir wollen oder nicht, genauso, wie Krankheiten angeblich keinen Unterschied zwischen arm und reich machen. Jeder kann jederzeit immer krank oder vom Auto überfahren werden, das ist richtig, aber macht der Tod uns wirklich gleich? Im Moment des Todes mag dies der Fall sein, aber davor und danach haben unsere Lebensumstände eigentlich schon ein deutliches Wörtchen mitzureden.

Es ist wissenschaftlich bewiesen, dass arme Menschen früher sterben als wohlhabende Menschen. Aus diesem Grund ist unsere Lebenserwartung in Deutschland auch fast 20 Jahre höher als im Südsudan. Kann man dann noch sagen, dass der Tod uns alle gleich macht, wenn Menschen, die zur gleichen Zeit leben wie wir, in einem anderen Land durchschnittlich 20 Jahre früher sterben als wir? Wenn man das Sprichwort so definiert, dass der Tod uns gleich macht, weil wir alle sterben müssen und die Gewissheit darüber haben, mag dies vielleicht stimmen. Sobald man aber sozial-ökonomische Aspekte mit einbezieht, kann man dem nicht mehr zustimmen. Wir Menschen haben weltweit vollkommen andere Ausgangslagen und aus diesem Grund ist der Tod eher ein Indiz für Armut anstatt für Gleichstellung. Je ärmer man ist, desto früher stirbt man statistisch gesehen.

Dies hat unter anderem mit Mangelerscheinungen in der Nahrungs- und Wasserzufuhr zutun. Eine Zeit lang kann der Körper einen gewissen Mangel ausgleichen, aber irgendwann leidet unausweichlich die Gesundheit darunter. Auch gehen mit Armut oft mangelnde Hygiene, nicht genügend Wohnraum und schlechte oder nicht vorhandene ärztliche Versorgung einher. Wenn in einem armen Land ein armer Mensch an Asthma erkrankt, kann er kaum darauf hoffen, ein lebensrettendes Asthma-Gerät zu

Verfügung gestellt zu bekommen.

Dies wäre in Deutschland kaum denkbar. Natürlich gibt es hierzulande auch Armut, aber unser Sozialstaat ist in vielen Fällen eigentlich gut aufgestellt, um Menschen wenigstens das Wichtigste zur Verfügung zu stellen. Auch die Selbstverständlichkeit einer Krankenversicherung ist woanders der absolute Luxus. Selbst in Amerika haben Millionen Menschen keine Krankenversicherung, weil sie sich diese nicht leisten können. Übersetzt bedeutet das, dass sie im Falle eines Notfalls nicht behandelt werden können, weil der Patient die Kosten nicht tragen kann. Jetzt könnte man dagegen argumentieren, dass auch reiche Menschen krank werden können. Das ist richtig. Jeder Mensch kann zu jedem Zeitpunkt krank werden, aber nicht jeder Mensch hat die finanziellen Mittel, gegen die Krankheit anzukämpfen.

Wenn Sie hier in Deutschland, aus welchem Grund auch immer, plötzlich den Grauen Star bekommen würden (eine in ärmeren Regionen weit verbreitete Krankheit, bei der sich ein grauer

Schleier über das Augenlicht legt und man somit nicht mehr sehen kann), würden Sie nicht damit leben müssen, da die Operation „nur" 30 Euro kostet. Andere Menschen müssen ihr Leben lang blind bleiben, weil sie sich die Operationskosten nicht leisten können. Die Frage der Gerechtigkeit lassen wir einmal außen vor.

Der andere Aspekt ist, dass Krankheiten häufig nur zustande kommen können durch die Bedingungen, die oft mit ärmlichen Lebensbedingungen einhergehen. Zu viele Menschen auf zu engem Raum, unsauberes Trinkwasser, fehlende sanitäre Anlagen und zu wenig Essen sind nur einige Sachen, die die Ausbreitung und Loslösung von Krankheiten begünstigen können. Auch, wie wir unsere letzten Tage und Stunden erleben, wenn wir im Sterben liegen, macht deutliche Unterschiede zwischen arm und reich. Ob wir in einem weichen Bett mit der bestmöglichen medizinischen Versorgung mit Menschen, die sich um uns kümmern, sterben oder ohne Schmerzmittel auf irgendeinem harten Strohbett, ist vielleicht nach dem Tod egal, aber vorher bestimmt nicht. Und es geht auch nicht darum, dass das eine vielleicht besser oder schlechter ist, es geht darum, dass wir hier die Wahl haben, ob wir es im Sterben gemütlich oder ungemütlich haben wollen. Viele Menschen auf der Welt haben diese Wahl nicht und aus diesem Grund sind Arme und Reiche im Sterben eben nicht gleich. Was fast alle Menschen vereint, ist die Hoffnung auf ein Leben nach dem Tod, die Angst vor dem Tod, die Trauer der Angehörigen, der Freunde und der Familie, das Nicht-wahrhaben-wollen und vielleicht auch der Glaube.

Trotzdem geht in Bezug auf die Lebenserwartung die Schere zwischen arm und reich immer weiter auseinander. Auch in Deutschland leben wohlhabende Männer im Durchschnitt zehn Jahre länger als Männer aus armen Verhältnissen. Bei der Beisetzung zeigt sich dann auch noch einmal ganz deutlich, ob jemand aus eher ärmlichen Verhältnissen kam oder nicht.

Beisetzungen in Deutschland sind immer sehr teuer und für jemanden, der fast nichts hatte, so gut wie unmöglich, zu bezahlen. Also fallen schon einmal ein schöner Grabstein und Blumengirlanden weg und manchmal vielleicht sogar die komplette Trauerfeier. Irgendjemand muss natürlich für die Kosten aufkommen und wenn sich da niemand findet, ist der Staat auch nicht immer bereit, einzuspringen. Und hier befinden wir uns noch im Bereich der Luxusprobleme. Nehmen wir einmal die Müttersterblichkeitsrate: Hier in Deutschland sterben sieben Frauen pro 100.000 Einwohner nach der Geburt – sieben zu viel, wenn Sie mich fragen.

Wenn Sie im Vergleich die Sterblichkeitsrate von Müttern in Sierra Leone anschauen, kommen Sie auf ein Ergebnis von circa 1.120 Frauen pro 100.000 Einwohner – und all das nur aufgrund des Landes, in dem diese Frauen geboren wurden. Sie leben nicht im Mittelalter, sondern zu der exakt gleichen Zeit, in der wir uns hier in Deutschland auch befinden, haben aber eine Sterblichkeitsrate, die 160-mal so hoch ist wie hier. Von Gleichstellung kann da keine Rede sein. Zusammenfassend kann man sagen, dass man natürlich den jeweiligen

Kontext, in dem das Sprichwort geäußert wird, berücksichtigen muss.

Aber auch, wenn wir alle sterben müssen, macht der Tod uns nicht gerade gleich, sondern er zeigt eigentlich wieder einmal deutlich, dass wir von einer Gleichstellung weit entfernt sind. Hier schwanger zu werden ist 160-mal weniger gefährlich als in Sierra Leone. Ich denke, das sagt alles.

# Das Leben „danach“

Wer sich mit dem Tod beschäftigt, wird früher oder später an den Punkt kommen, wo man sich fragt: Und was geschieht nun nach dem Tod? Die Frage ist so alt wie die Menschheit selbst und wir wären nicht wir, hätten wir nicht unzählige Erklärungsversuche für diese Frage schon geliefert.

Im Laufe der Geschichte der Menschheit gab es schon über 3.000 Götter, die alle für sich beanspruchen, die Antwort auf die Frage der Fragen zu sein. Tatsächlich haben sich von den

3.000 drei Götter besonders hervorgetan.

Sie ahnen es wahrscheinlich schon, ich rede von den drei Weltreligionen: Judentum, Christentum und dem Islam. Die Reihenfolge ist übrigens nicht zufällig gewählt, sondern geht nach der Reihenfolge, wie sie der Welt offenbart wurden. Tatsächlich gibt es aber nicht nur Religionen, sondern auch viele spirituelle Erklärungsversuche, wie die Wiedergeburt, auch Reinkarnation genannt, oder einfach der biologische Tod. Hinter fast allen Ansätzen verbirgt sich meist das gleiche Motiv: Die Hoffnung, dass es weitergeht und nicht einfach vorbei ist. Ich glaube, für die meisten Menschen ist der Gedanke, dass es das jetzt einfach war, unerträglich.

Tatsächlich ist unser menschliches Gehirn gar nicht dafür ausgelegt, unsere eigene Endlichkeit zu begreifen. Natürlich wissen wir theoretisch, dass wir sterben müssen und dann in unserer jetzigen physischen Form erst einmal nicht mehr vorhanden sind, doch wirklich begriffen haben wir es trotzdem nicht. Es geht um unser Bewusstsein, unseren Mind, unsere Gedanken und all das, was uns als Menschen einzigartig sein lässt und ausmacht.

Das kann doch nicht einfach alles weg sein, oder? Ich hoffe dies, genauso wie Sie. Leider war noch nie jemand wirklich Tod und kann uns erzählen, was dann passiert. Es gibt Menschen, die machen Nahtoderfahrungen, die darauf hindeuten, dass etwas mit uns passiert, wenn wir sterben.

## NAHTODERFAHRUNGEN

Wir kennen alle die Geschichte von einem Licht am Ende des Tunnels. Menschen erzählen davon, dass sie ihr Leben in Bildern an sich vorbeiziehen gesehen oder mit ihren bereits verstorbenen Liebsten geredet haben. Andere wiederum haben ihren Körper verlassen und konnten alles um sie herum genau wahrnehmen, was zum Beispiel die Ärzte während der Operation geredet haben oder andere anwesende Angehörige.

Es gibt tausende verschiedene Berichte aus unterschiedlichen Kulturen und unterschiedlichen Zeiten. Gläubige sehen diese Berichte als einen Beweis für ein Leben nach dem Tod, während Wissenschaftler sich uneins sind, ob diese Erfahrung nicht eher etwas mit einer starken Ausschüttung von Botenstoffen zu tun hat. Fakt ist, dass es noch keine wissenschaftliche Erklärung für Nahtoderfahrungen gibt und auch manche Erzählungen von Menschen, die dem Tod so nah waren, nicht aus medizinischer Sicht erklärbar sind.

Aber was ist eine Nahtoderfahrung überhaupt? Und was haben die Personen, die so etwas erlebt haben, gemeinsam? Alle Menschen, die diese Erfahrung gemacht haben, waren auf jeden Fall erst einmal klinisch tot. Klinisch tot zu sein bedeutet, dass es zu einem Kreislaufstillstand kommt. In Filmen ist dies die klassische Szene im Krankenhaus, wenn das EKG-Gerät keinen Herzschlag mehr zeigt und es ein langes Piepen gibt. Meist fängt dann nach endlosen Sekunden des Wartens das Herz doch wieder an zu schlagen und die Szene kann weiter gehen. Im echten Leben passiert das leider nicht so häufig. Wenn dieser seltene Fall eintritt, bedeutet das, dass ein Mensch klinisch tot war und wieder lebendig geworden ist. Genau in diesen Sekunden oder Minuten, wo kein Puls zu spüren ist, können Menschen Nahtoderfahrungen machen.

Die häufigsten Erfahrungen dabei sind, dass man ein Licht am Ende eines Tunnels sieht, von dem man magisch angezogen wird. Dieses Licht ist hell, aber angenehm und es blendet nicht, sondern erfüllt einen mit Wärme und Hoffnung. Viele erzählen auch davon, dass sie bereits verstorbenen Verwandten, Freunden oder sogar religiösen Figuren begegnet sind. Dabei konnten sie sich mit ihnen unterhalten.

Oft wird auch davon berichtet, dass man sein Leben als eine Diashow an sich vorbeiziehen sieht, von der Vergangenheit bis zu diesem Moment. Dabei sieht man die schönsten Erinnerungen oder Menschen und Ereignisse, die einem wichtig gewesen sind. Manchmal machen betroffene Personen auch außerkörperliche Erfahrungen. Das bedeutet, dass sie ihren Körper verlassen und sich selbst und die gerade stattfindende Szenerie von außen betrachten können. Dabei hören sie, was von anwesenden Personen gesagt wird, und sehen, was mit dem Körper geschieht. Zum Beispiel im Krankenhaus sehen sie die Wiederbelebungsversuche. Interessant dabei ist, dass sich Menschen, die eine Nahtoderfahrung gemacht haben, danach oft genau daran erinnern können, was Umstehende gesagt haben, obwohl sie dies aus wissenschaftlicher Sicht überhaupt nicht wissen können. Sie konnten den genauen Wortlaut von Gesprächen, die geführt worden sind, wiedergeben.

Egal, was Einzelne in ihrer Nahtoderfahrung erlebt haben, gemeinsam haben alle, dass sie zurückgekehrt sind. In den meisten Fällen scheint der Versuch zur Wiederbelebung der entscheidende Faktor dafür gewesen zu sein, aber in manchen Fällen ist es auch die bewusste Entscheidung dafür, zurückzukehren.

Mehrfach sehen Betroffene auch eine Art „Grenze“, die zum Beispiel in Form einer Tür, einer Mauer oder sonstiges auftreten kann. Es ist klar, dass, wenn diese Grenze übertreten ist, man dann wirklich unwiederbringlich tot ist. In diesem Moment kann sich die Person entscheiden, ob sie durch die Tür in das Reich der Toten durchtritt oder wieder zu den Lebenden zurückkehrt. Menschen erzählen häufig, dass sie wieder aufgewacht sind, nachdem sie die Entscheidung für das Diesseits getroffen haben. So gut wie alle Personen, die eine Nahtoderfahrung gemacht haben, beschreiben das Gefühl, dass sie dabei empfunden haben, als wunderschön.

Sie empfinden zum Beispiel pures Glück, tiefen Frieden, Schmerzlosigkeit und unheimliche Freude – Emotionen, die sie in dieser Fülle noch nie gehabt haben. Solche Erfahrungen sind lebensverändernd. Nicht selten ändern Betroffene nach so einem Erlebnis ihr Leben und lenken es in eine andere Richtung. So ist ein Berufswechsel ein häufiger Bestandteil dieser tiefgreifenden Veränderung. Die Menschen wechseln in den sozialen Bereich oder in Krankenhäuser und Hospize, um zukünftig den Menschen zu dienen.

Sie haben erkannt, dass irdische Dinge, wie Geld, Macht und Besitztümer, nicht so viel wert sind wie Frieden, Liebe und andere zu unterstützen. Der Berufswechsel hat also in den meisten Fällen einen karitativen Charakter. Zusätzlich bringen Betroffene ihrem eigenen Leben auch wieder mehr Wertschätzung entgegen, da sie wissen, wie schnell es vorbei sein kann.

Dadurch lebt man bewusster und kann sich wieder mehr an den kleinen Dingen erfreuen. Außerdem verlieren die meisten Menschen durch die Nahtoderfahrung generell die Angst vor dem Tod, da sie im Prinzip schon auf der anderen Seite waren und wissen, dass es nichts Schlimmes ist, was uns erwartet. Dies geht einher mit dem Glauben, dass noch etwas kommt. In vielen Fällen finden die Betroffenen danach ihren Glauben wieder. Da diese Erlebnisse an jedem Ort vorkommen, interpretiert jeder das Erlebnis im Rahmen seiner eigenen Kultur. In den westlichen Ländern werden Nahtodereignisse beispielsweise meistens als Offenbarung eines christlichen Gottes interpretiert, während sie in den arabischen Ländern als ein Beweis für die Existenz Allahs gelten. So oder so ist diese Erfahrung ein tiefgreifendes Erlebnis für jeden Menschen, der sie erlebt hat, und wie sie zu werten ist, ist jedem selbst überlassen.

## RELIGIONEN

Nahtoderfahrungen geben einen kleinen Hoffnungsschimmer an alle Menschen, die sich etwas „mehr" wünschen als nur zu sterben. Trotzdem liefern sie uns keine wissenschaftlichen Beweise für die Existenz eines Lebens nach dem Tod. Doch da, wo die Wissenschaft aufhört, fängt der Glaube an. Im Folgenden möchte ich mich etwas mit Religionen und ihren Ideen für unser Leben danach beschäftigen.

Was alle drei großen Weltreligionen wohl gemeinsam haben, ist, dass es einen Gott gibt. Im Judentum ist es JHWH, auch HaSchem (der Name) genannt. Es ist bei Juden unüblich, den Namen Gottes auszusprechen, weil das dritte Gebot besagt, dass man den Namen Gottes nicht missbrauchen darf, deswegen hat sich eingebürgert, statt den eigentlichen Namen Eigenschaften, die der Gott trägt, stellvertretend für seinen Namen zu nennen. So sagt man zum Beispiel „der Allmächtige" oder „der Ewige". Im Christentum ist Gottes Name einfach nur Gott. JHWH ist zum Beispiel die hebräische Übersetzung des Wortes Gott. Das Gleiche gilt für den Islam: Allah ist die arabische Übersetzung für Gott. Alle drei Religionen sind monotheistisch, das bedeutet, dass es nur einen einzigen Gott gibt. Im Vergleich dazu haben antike Religionen, wie die griechische Mythologie, viele Götter, die angebetet wurden. Ein weiterer Glaubensansatz, den alle drei Religionen teilen, ist, dass es überhaupt ein Leben nach dem Tod gibt.

In allen Religionen muss der Mensch sich aber erst den Eintritt in den Himmel oder in das Paradies verdienen. Dies kann er durch eine moralische Lebensführung erreichen, die vor allem dadurch geprägt ist, Gutes für andere zutun und keine schlechten Taten zu begehen. Das hört sich schon einmal gut an, oder? Es kann ja nie schlecht sein, Gutes für andere zutun. Aber was passiert, wenn wir vom rechten Pfad abkommen und doch einmal Böses tun? Manchmal schlechte Dinge zu tun ist menschlich, da wir von Gott nicht als perfekte Wesen erschaffen worden sind.

Wenn wir unsere Taten aufrecht bereuen und

uns danach bessern, haben wir trotzdem gute Chancen, ins Himmelreich zu kommen. Ansonsten erwartet uns in allen drei Religionen die Hölle, die je nach Auslegung entweder für tatsächliches Feuer oder symbolisch für Qualen stehen. Also bleiben wir wohl lieber doch auf der Seite der Guten. Nach unserem Tod wird über uns gerichtet und dann steht uns hoffentlich der Weg ins Paradies frei. Die jüdische Vorstellung von einem Leben nach dem Tod ist nicht eindeutig. So wurde früher an eine Art Schattenwelt, die „Scheol“, geglaubt, in der man, je nachdem, wie man gelebt hat, Gott ferner oder näher lebt. Dies ist jedoch kein richtiges Leben, sondern eher eine Art „Da-sein“.

In der heutigen Zeit ist der Glaube eher weiter verbreitet, dass die Gerechten auferstehen werden, während die Menschen, die Böses getan haben, für immer fernab in Schande leben müssen. Der Himmel, in dem Gott lebt, ist dabei für Menschen nicht erreichbar und deswegen begegnen sie ihm auch nicht persönlich. Im Christentum ist verankert, dass der Mensch eigentlich ursprünglich dafür geschaffen worden ist, um mit Gott zusammen im Paradies zu leben. Durch den Vertrauensbruch von Adam und Eva (der Sündenfall) wurden die Menschen aus dem göttlichen Reich verbannt und mussten fortan auf der Erde leben.

Durch den Tod Jesus Christus wurde dieses Verbrechen vergeben und die Menschen haben nun wieder die Möglichkeit, nach dem Tod mit Gott vereint im Paradies zu leben. Dafür müssen sie aber ein gutes und mit Gott im Einklang geführtes Leben leben. Sie müssen also an Gott glauben und sich zu Jesus Christus bekennen. Am Tag der Auferstehung richtet Gott über die Menschen und wenn sie ins Paradies kommen, haben sie einen makellosen und unvergänglichen Körper. Im Paradies gibt es kein Leid, kein Krieg, keine Krankheiten, sondern nur Liebe, Licht, Geborgenheit, Freude und schöne Dinge. Die islamische Vorstellung von einem Leben danach ist ähnlich. Am Tag der Auferstehung werden alle Menschen wieder zum Leben erweckt und es wird über sie gerichtet. Ihre guten Taten werden ihren schlechten Taten gegenüber gestellt. Die Seite, die überwiegt, entscheidet darüber, ob die Menschen in den Himmel, Dschanna, oder in die Hölle, Dshahannam, kommen.

Später müssen sie eine Brücke überqueren, die über die Hölle führt. Gute Menschen können diese problemlos überqueren, während schlechte von ihr hinunter in das Feuer fallen. Auf die guten Menschen wartet daraufhin das Paradies. Dort werden sie alles haben und es wird ihnen an nichts fehlen. Auch haben sie die Möglichkeit, dort gemeinsam mit ihrem Partner zu leben. Das Paradies ist wie ein großer Garten (Dschanna hat zwei Übersetzungen; einmal Paradies und einmal Garten) und vergleichbar mit dem christlichen Garten Edens. Dort gibt es Früchte, Essen und Bäche aus Milch und Honig.

Wir sehen also, dass die Vorstellung von einem Leben nach dem Tod in allen drei Weltreligionen sehr ähnlich ist und jeder liegt zugrunde, dass man in unserem jetzigen Leben unbedingt ein guter Mensch sein muss, um ein Ticket für das Paradies zu bekommen. Man könnte jetzt vielleicht argumentieren, dass die Vorstellung von einem

Paradies sehr menschlich ist und dass es keine Beweise für die Existenz eines solchen gibt. Doch sind dies die falschen Ansätze, um sich mit so einem Thema zu befassen. Denn das, was allem zugrunde liegt, ist die Hoffnung, dass es dort draußen noch etwas gibt, was über uns Menschen hinausgeht und sogar den Tod besiegt – und sei es ein übernatürliches Wesen wie Gott. Ganz egal, ob wir von Gott, Allah, JHWH, einem Licht, der Natur, der Seele oder sonst etwas sprechen, alles hat den gleichen Kern. Wir haben Hoffnung, Hoffnung, dass wir unsere liebsten Menschen nach dem Tod wiedersehen, Hoffnung, dass wir uns und unsere Persönlichkeit nicht verlieren, Hoffnung, dass das Leben nicht umsonst war und einem höheren Zweck dient. Ich denke, Religion ist etwas Gutes, da sie den Menschen etwas Sicherheit geben kann und vielleicht auch die Angst vor dem Tod nimmt. Zusätzlich ist es vielleicht nicht schlecht, eine Art moralischen Kodex für sein Leben zu haben, obwohl manche Regeln natürlich längst überholt sind. Religion ist etwas Schönes, solange sie uns zusammenbringt und nicht weiter voneinander entfernt.

Man sollte nie blind glauben, sondern sich auf jeden Fall auch kritisch mit den Inhalten auseinandersetzen. Schließlich dürfen wir nicht vergessen, dass die meisten Texte schon über tausend Jahre alt sind und sich die Zeiten natürlich geändert haben. Aber wenn man sich die schönen Seiten herausnimmt und vielleicht in der Gemeinschaft von anderen Gläubigen Geborgenheit findet, kann Religion durchaus viel Positives im Leben bringen. Doch hier gilt auch, wie für alles, was mit dem Leben nach dem Tod zu tun hat: Nichts davon ist wissenschaftlich bewiesen. Aber nur, weil die Existenz Gottes nicht nachgewiesen ist, heißt das nicht, dass es ihn nicht gibt. Manche Dinge entziehen sich vielleicht auch einfach der menschlichen Vorstellungskraft. Es ist also genauso wahrscheinlich, dass es keinen Gott gibt, wie, dass es einen Gott gibt. Und wenn keine Seite überwiegt, dann kann man sich doch einfach für diejenige entscheiden, die einem persönlich am besten tut, denn wir wissen: Im Prinzip ist alles möglich.

# REINKARNATION

Reinkarnation hat wahrscheinlich jeder schon einmal gehört. Die Leute, denen der Begriff überhaupt nichts sagt, kennen ihn eher unter dem Begriff „Wiedergeburt". Zentrales Thema dabei ist, dass man immer wieder geboren wird. Die bekanntesten Vertreter dieses Glaubens sind der Hinduismus mit circa 900 Millionen Anhängern und der Buddhismus mit etwa 400-500 Millionen Anhängern.

Beide Religionen glauben an die Reinkarnation und die unsterbliche Seele. Auch der Begriff Karma spielt eine zentrale Rolle in den beiden Glaubensrichtungen. Während es im Hinduismus viele Gottheiten gibt, gibt es diese im Buddhismus nicht. Auch Buddha war ein normaler Mensch und keine Gottheit. Manche Theologen sagen auch, dass der Buddhismus streng genommen keine Religion darstellt, da es keine zentrale Gottheit gibt, sondern den Menschen gelehrt wird, sie sollen an sich selbst arbeiten. Aber mit theologischen

Grundfragen wollen wir uns im Weiteren nicht beschäftigen, denn uns interessiert erst einmal nur eines: Was passiert nach dem Tod?

Man wird wiedergeboren. Je nachdem, wie man gelebt hat, kann man im Hinduismus als Mensch, als Tier oder auch als Gottheit wiedergeboren werden. Im Buddhismus fällt die Möglichkeit der Gottheit natürlich weg. Die Vertreter beider Religionen glauben an die Kraft von Ursache und Wirkung, die sie Karma nennen. Alles, was wir tun, hat Folgen. Überlegen Sie einmal, wenn nur einer unserer tausenden Vorfahren sich in nur einer einzigen Sekunde anders entschieden hätte, wären wir heute vielleicht nicht da. Wenn unser Urururururururopa sich damals nicht entschieden hätte, an einem bestimmten Tag auf den Markt zu gehen, hätte er vielleicht unsere Urururururururoma nicht kennengelernt und alle Abkömmlinge von den beiden würde es heute nicht geben. Also jede Entscheidung, die wir heute treffen, hat eine Auswirkung auf irgendetwas, was in der Zukunft liegt. So ungefähr funktioniert Karma. Je nachdem, ob wir ein gutes Leben geführt haben, gut zu uns und zu anderen waren, wird unser nächstes Leben auch ein gutes werden. Wenn wir ein schlechtes Leben geführt, gesündigt und schlechte Taten begangen haben, wird unser nächstes Leben kein gutes sein. Wir werden vielleicht in armen Verhältnissen aufwachsen oder Krankheiten erleben. All das ist unser Karma, was wir im vorangegangenen Leben gesammelt haben. Ziel ist es, irgendwann den Prozess der ewigen Wiedergeburt zu überwinden, da jede Reinkarnation mit einem neuen Leidensweg und neuen Hürden für uns gepflastert ist.

Im Hinduismus gibt es ein Kastensystem und jeder Mensch hofft, ein angemessenes Leben geführt zu haben, um im nächsten Leben in einer höheren Kaste geboren zu werden. Das endgültige Ziel im Hinduismus ist die Erlösung, genannt Moksha. Wenn man diese erreicht hat, bricht man aus dem ewigen Kreislauf von Geburt, Sterben und Wiedergeburt aus. Trotzdem gibt es auch in dieser Religion Himmel und Hölle, wo die Gläubigen nach dem Tod eine Zeit verweilen können, wo sie, je nachdem, wie sie ihr Leben gelebt haben, bestraft oder belohnt werden. Sie bleiben aber nur eine Weile in dem jeweiligen Bereich und kehren dann auf die Erde zurück und werden wiedergeboren. Wenn das Endziel, Moksha, erreicht wird, geht die Seele des Menschen in eine Art Weltseele (Brahman). Brahman ist schwer zu erklären, da es über alle menschlichen Erklärungsversuche hinausgehen soll, und es wird deswegen oft durch Verneinungen beschrieben. Ein berühmtes indisches Sprichwort auf den Brahman bezogen ist „neti neti," was übersetzt so viel bedeutet, wie, „Es ist nicht so und auch nicht so". Brahman ist unvergänglich, nicht groß, nicht klein, nicht lang, nicht kurz, ohne Namen, ohne Geschlecht und die Liste könnte noch ewig weitergehen. Nun ja, bis man dahin kommt, hat man auf jeden Fall erst einmal eine lange Reise von Toden und Wiedergeburten vor sich. Diesen Wesenskern, der bei uns mit Seele übersetzt wird, den jeder Mensch hat und der bei der Wiedergeburt vom Standpunkt hinduistischer Lehren in den wiedergeborenen Menschen übersiedelt, gibt es im Buddhismus nicht. Im Buddhismus ist jedes Leben ein neues

Leben, was aber aus dem vorherigen resultiert. Der Charakter des Menschen soll erhalten bleiben, aber jedes neue Leben fühlt sich wie ein eigenes Ich an.

Das große Ziel ist es, ins Nirwana zu kommen. Dieses Ziel erreicht man, indem man erleuchtet ist, was bedeutet, sich komplett von der Vorstellung eines eigenen Ichs zu lösen, das Ego hinter sich zulassen und das eigene Bewusstsein aufzulösen. Dies tut man, damit man in das kosmische Bewusstsein eintauchen kann, sich selbst als ein Teil von ihm sieht und erkennt, dass alle Dinge im Kosmos miteinander verbunden sind. Dieser Zustand wird als reines Glück und Frieden beschrieben. Um diesen Zustand zu stabilisieren, sollte man ein friedliches Leben führen, alle Lebewesen auf dieser Erde lieben und den Menschen und sich selbst das geben, was man braucht. Der Zustand des Nirwanas, des Auflösens des eigenen Ichs, kann man mit dem Zustand im Hinduismus, wenn die Seele Teil des Brahmans wird, vergleichen. Ein erleuchteter Mensch hat dabei aber die Entscheidung, ob er ins Nirwana oder den Brahman geht oder wieder zurück auf die

Erde geht, um anderen Menschen zu helfen, selbst auch erleuchtet zu werden. So gesehen ist es also möglich, für immer auf Reisen zu sein. Zusammenfassend ist zu sagen, dass im Reinkarnationsgedanken der Tod nur ein Zwischenstopp ist, bevor man von einer Materie in die nächste übersiedelt. Mit jeder Geburt beginnt ein neues Leben, in dem wir uns wieder beweisen können, und je besser wir leben, desto schöner ist unser nächstes Leben.

Aus wissenschaftlicher Sicht gibt es keine validierten Beweise für die Reinkarnation. Es wurden aber Feldstudien durchgeführt, die vorrangig mit Kindern im Alter von fünf bis acht Jahren gemacht worden sind, die sich alle an Erlebnisse erinnern konnten, die sie in ihrem vergangenen Leben erlebt haben.

Wie man dies auch bewerten möchte, es ist trotzdem eine schöne Vorstellung, dass das Leben wie ein endloser Kreislauf immer wieder von vorne beginnt. Wenn unsere Seelen im Kern die gleichen bleiben, wovon der Hinduismus überzeugt ist, haben wir so auch die Möglichkeit, unseren

Verwandten und Bekannten in anderer Gestalt wieder zu begegnen.

## UNSTERBLICHKEIT

Unsterblich zu sein wünschen wir uns wahrscheinlich alle, aber dann bitte mit all unseren Liebsten, die wir genau so wenig sterben sehen wollen, wie uns selbst. Die Wissenschaft ist an diesem Thema auch sehr interessiert und es wird viel Forschung auf diesem Gebiet betrieben. Es gibt tatsächlich Spezies, die aus biologischer Sicht die Fähigkeit für ein ewiges Leben haben. Da wären zum Beispiel viele Bakterienarten und Einzeller, die sich immer und immer wieder teilen und sich so weiter vermehren.

Dadurch sterben sie nicht, sondern sie ändern nur ihre Form.

Auch manche Quallen-Arten sind grundsätzlich dazu in der Lage, ewig zu leben. Wenn sie ihre sexuelle Reife erlangt haben, sind sie in der Lage, durch den Prozess der Transdifferenzierung wieder zu Kindern zu werden beziehungsweise das Kindheitsstadium vor der sexuellen Reife wieder zu erlangen. Die Quallen-Arten entwickeln sich also vor und dann erneut zurück. Dieser Prozess kann theoretisch unendlich wiederholt werden. Wenn sie sterben, sterben sie also nicht einen natürlichen Tod, so wie wir ihn kennen, sondern werden durch äußere Umstände, wie Fressfeinde oder Umwelteinflüsse, getötet. Manche Wissenschaftler sind der Meinung, dass manche Seegurken ebenfalls unsterblich sein können, da sich viele durch Teilung, wie die weiter oben genannten Bakterien, vermehren. Bei der Nesseltierart Süßwasserpolypen konnte bis heute auch kein Alterungsprozess nachgewiesen werden. Es ist also ersichtlich, dass es die theoretische Anlage für Unsterblichkeit auf unserer Erde gibt und natürlich wären wir nicht wir Menschen, wenn wir für uns nicht auch nach diesem Wunder suchen würden. Eine Frage könnte sein, warum unsere Evolution nicht auch das Altern selektiert hat, weil davon haben wir doch nichts,, oder?

Nun ja, unser ganzer Organismus ist eigentlich auf die Fortpflanzung ausgelegt, darauf, wie wir unsere DNA in unseren Nachkommen weiterleben lassen können. Alterung steht unserer

Fortpflanzung nicht im Wege, da dieser Prozess bereits abgeschlossen ist, wenn wir in das biologische Alter kommen, in dem wir dem Tod am nächsten sind. Heutzutage werden wir durchschnittlich älter als jemals sonst zuvor in der Geschichte der Menschheit. Beigetragen haben dazu unsere immer besser werdende medizinische Versorgung, Hygienezustände und eine ausgewogene Ernährung.

Die Tendenz des immer Älterwerdens steigt rapide mit dem Fortschritt der Technik und wahrscheinlich werden wir in den nächsten Jahrzehnten noch wahre Durchbrüche erleben. Es gibt jetzt schon Konstrukte von Nanomaschinen, die in der Zukunft langfristig in die Körper der Menschen eingeschleust werden können, um Infektionen vorzubeugen, Reparaturarbeiten durchzuführen und den Wachstum von Krebs aufzuhalten. Unser mögliches Alter könnte dadurch stark steigen, da Verschleißerscheinungen direkt behoben werden könnten und so dem Alterungsprozess ein Strich durch die Rechnung gemacht wird.

Eine weitere Idee ist es, biochemische Prozesse, die im Körper stattfinden, versuchen, umzukehren und somit eine Art Selbstregeneration in Gang zu setzen, wie bei den Quallen. Dies hört sich alles doch erst einmal vielversprechend an und so, als ob eine blühende Zukunft mit ewigem Leben ohne Leid auf uns wartet. Aber wir leben nun einmal in der jetzigen Zeit und nicht 200 Jahre in der Zukunft und was ist, wenn diese versprochenen Wundermittel erst nach unserem Tod erfunden werden und uns nicht mehr helfen können? Denn auch, wenn wir vielleicht auf die Unsterblichkeit hoffen, wissen wir doch, dass der Tod nicht mehr umkehrbar ist, oder doch?

Die moderne Forschung hat ein Konzept entwickelt, dass Kryonik heißt. Dabei werden in den meisten Fällen das Gehirn und in selteneren Fällen der ganze Körper bei -196 Grad gefroren. Bei diesen eisigen Temperaturen wird jeglicher Verfall des Gewebes gestoppt. Die Hoffnung dabei ist, dass man die Menschen wieder „zum Leben erwecken" kann, sobald die Forschung bereit ist. Im Gehirn sitzt unser Bewusstsein, unser Ich und der Grund, warum wir so sind, wie wir sind. Wenn wir dies erhalten können, gibt es die Chance, dass zu einem späteren Zeitpunkt, wenn die Technik weiter fortgeschritten ist, der Alterungsprozess aufgehalten werden kann oder auch für Krankheiten, die zu dem Zeitpunkt nicht heilbar waren, Heilmittel gefunden worden sind. Wenn das Gehirn bei so niedrigen Temperaturen eingefroren wird, sind die im Gehirn vorhandenen Verbindungen wie eine glasähnliche Struktur. Diese darf nicht beschädigt werden, somit ist auch unbedingt zu vermeiden, dass Eiskristalle entstehen, da sie das Gehirn irreparabel beschädigen könnten.

Bis jetzt wurden rund 450 Menschen auf diese Art und Weise eingefroren. Die Wissenschaft ist heutzutage noch nicht in der Lage, diese wieder aufzuwecken, und es wird spannend sein, zu sehen, was die Zukunft bringt.

Eine andere Richtung, in die die Forschung geht, ist der Cyborg. Viele kennen den Begriff aus Starwars oder anderen Science-Fiction-Filmen. Die Grundidee dabei ist, dass Teile, die am Menschen nicht mehr funktionieren oder bei denen altersbedingter Verschleiß auftritt, durch künstliche Bauteile ersetzt werden. Der Mensch ist also irgendwann halb Mensch, halb Maschine. Dabei geht es nicht nur um äußerliche Attribute, wie eine Hand oder einen Fuß, sondern auch beispielsweise um einen neuen künstlichen Darm, ein neues Herz oder einzelne Venen. Dieser Erneuerungsprozess kann dann sozusagen auf unbestimmte Zeit fortgesetzt werden. Es bleibt weiter spannend, als Nächstes beschäftigen wir uns mit dem Mind-Uploading. Dabei geht es im Wesentlichen um die Auslagerung des Bewusstseins aus dem Gehirn in eine digitale Form. Der Mensch wird sozusagen zu einer Maschine mit einem virtuellen Bewusstsein. Wenn man es schafft, das Gehirn mit seinen individuellen Verknüpfungen in einem Computer hochzuladen, wäre man nicht mehr an körperliche Gegebenheiten gebunden und könnte sozusagen theoretisch unsterblich werden, je nachdem, wie viele Kopien es von dem Bewusstsein gibt. Natürlich ist die heutige Technik noch nicht soweit fortgeschritten und es ist auch fragwürdig, ob sie es je sein wird und ob das ganze Experiment überhaupt ethisch vertretbar wäre.

Trotzdem sind dies alles interessante Ansätze, die uns der Unsterblichkeit vielleicht einen Schritt näher bringen. In den ganzen wissenschaftlichen Untersuchungen geht es um tatsächlich umgesetzte Sterblichkeit. Aber gibt es nicht noch eine andere Form der Unsterblichkeit? Bis jetzt müssen wir alle sterben, das Einzige, was von uns übrig bleibt, sind die Menschen, die von und über uns erzählen. Die Unsterblichkeit, die wir erreichen können, ist, dass wir nicht vergessen werden, dass die Menschen noch Jahrhunderte nach unserem Ableben von uns erzählen. Ein paar geschichtliche Persönlichkeiten haben diesen Status bereits erreicht. Trotzdem sind auf der Erde schon über 100 Milliarden Menschen gestorben und so gut wie alle sind davon in Vergessenheit geraten. Im heutigen digitalen Zeitalter ist es vielleicht einfacher, Strukturen aufrechtzuerhalten, die Hinweise auf unsere Existenz geben könnten. Aber wer weiß schon, was in 100 Jahren ist?

Vielleicht gibt es da keine Computer mehr, kein Internet und die Menschen leben wieder in einfacheren Verhältnissen. In unserem Mikrokosmos, in dem sich jeder von uns bewegt, können wir nur unsterblich werden, wenn sich unsere Verwandten, Freunde und Bekannten an uns erinnern und die Erzählungen an die nächste Generation weitergeben. Eine andere Möglichkeit wäre natürlich auch, durch große Taten oder Entdeckungen in die Geschichtsbücher einzugehen. Was auch immer Ihr Weg ist, solange Sie für andere Menschen da sind und ein erfülltes Leben führen, wird man sich noch lange an Sie erinnern.

# Darf man sein Leben selbst beenden?

Selbstmord, Freitod oder Suizid – dies alles sind kontroverse Begriffe, die nicht leicht bewertet werden sollten. Tatsächlich hat der Gerichtshof für Menschenrechte 2011 das „Recht auf Beendigung des eigenen Lebens als Menschenrecht" anerkannt. Auch in Deutschland ist der Versuch des Selbstmords straffrei. Der Begriff ist sehr komplex und kann aus unterschiedlichen Standpunkten beleuchtet werden.

Da wäre einmal die religiöse Auffassung, dass der Mensch nicht das Recht hat, sein eigenes, von Gott gegebenes Leben zu beenden. Nur Gott allein hat das Recht dazu. Früher wurden Menschen, die Suizid begangen haben, auch nicht auf christlichen Friedhöfen beerdigt und haben nicht die letzte Weihe empfangen. Heutzutage werden Menschen, die Selbstmord begangen haben und in der Kirche sind, ganz normal bestattet.

In Fachkreisen ist der Begriff „Suizid" geläufig und der Begriff „Selbstmord" wird abgelehnt, weil er bereits eine Wertung in sich beinhaltet. Zusätzlich werden die juristischen Voraussetzungen für Mord nicht erfüllt. Im Jahre 2016 begangen circa 793.000 Menschen Suizid und davon etwa 10.000 in Deutschland. Die höchste Suizidrate hat Litauen. Dabei stellt sich natürlich die Frage, was Menschen dazu veranlasst, ihr eigenes Leben beenden zu wollen. Dies kann unterschiedliche Gründe haben. Oft geht dem eine Depression oder ein psychisches Problem voraus. Die Menschen fühlen sich einsam, sind traurig und verlieren die Lust am Leben. Ein anderes Symptom kann sein, dass man denkt, dass es keinen Ausweg für eine bestimmte Situation gibt. Immer, wenn Menschen Ausweglosigkeit verspüren, ist das ein Indiz dafür, dass sie gefährdet sind.

In so gut wie allen Fällen gibt es eine bessere Lösung als den Tod. Ein anderer Grund für suizidale Gedanken können Schmerzen sein. Dies ist oft im höheren Alter der Fall, sodass sich Patienten wünschen, dass ihr Leid endlich vorbei ist. Aktive Sterbehilfe ist in Deutschland strafbar und wird mit sechs Monaten bis zu fünf Jahren Gefängnisstrafe geahndet. In der Schweiz ist die Mithilfe zur Selbsttötung, zum Beispiel durch das Bereitstellen von Medikamenten, nicht strafbar, solange sie keine egoistischen Motive beinhaltet. Also ist es Ärzten erlaubt, bei einem ausdrücklichen Sterbewunsch vom todkranken Patienten zu assistieren.

Bei einem Suizid aus emotionalen Gründen scheinen sich die meisten einig zu sein: Er sollte unter allen Umständen verhindert werden. Menschen, die depressive Phasen durchlaufen, haben in dem Moment das Gefühl, dass es nie wieder besser werden wird. Seelische Qualen, ausgelöst durch Liebeskummer, sind oft gerade bei Jugendlichen ein weit verbreitetes Motiv für einen Suizid. Aber auch der Druck in der Schule, Mobbing unter Klassenkameraden und das Gefühl, ganz allein auf der Welt zu sein, sind häufige Auslöser. Alle Fälle haben gemeinsam, dass es zwar schrecklich ist, was man fühlt oder vielleicht durchleben musste, aber es gibt andere Wege, bei denen die Menschen die Hilfe erfahren können, die sie brauchen. Allgemein sollte man immer achtsam den Menschen aus seiner Umgebung gegenüber sein und jemanden, der Hilfe braucht, nicht zurückweisen. Wir können nicht allen helfen, aber vielleicht können wir den Betroffenen Hilfestellungen geben, indem wir sie an andere Anlaufstellen weiterleiten. Es gibt zum Beispiel viele Seelsorgehotlines, in denen Menschen gemeinnützig arbeiten, die man zu jeder Zeit erreichen kann, um sich die Last von der Seele zu reden.

Suizid ist eines der schlimmsten Dinge, die man

den Hinterbliebenen antun kann. Oft zerfressen einen die Selbstvorwürfe ein Leben lang. Hätte man doch besser aufgepasst oder warum hat man denn bloß nichts gemerkt? Niemand sollte so etwas durchmachen müssen – und niemand sollte von Suizidgedanken gequält werden. Aber manchmal führen einen die äußeren oder auch die inneren Umstände zu diesem Punkt. Wichtig hierbei ist, dass man sich nicht allein damit herumschlägt, sondern sich Hilfe holt, wie unmöglich das in dem Moment auch scheinen mag.

Auch wenn es sich klischeehaft anhört: Es gibt fast immer einen Ausweg, so entfernt dieser auch sein mag. Wenn wir an unsere Jugend oder an andere Situationen in unserem Leben denken, die uns emotional oder vielleicht auch körperlich alles abverlangt haben, und diese Zeit mit unserem jetzigen Stand vergleichen, so haben wir doch fast alle die Erfahrung gemacht, dass man das meiste überwinden kann. Hätten wir uns an schwierigen Punkten dafür entschieden, unserem Leben ein Ende zu setzen, wären die meisten unter uns heute nicht mehr da. Aber wir haben alle die Erfahrung gemacht, dass wir es schaffen können, und sind danach meist noch gestärkt aus der jeweiligen Situation herausgekommen. Diese Erfahrungen müssen wir unbedingt mit der jüngeren Generation teilen. Suizid sollte nie als die Lösung für alle Probleme genutzt werden. Wir müssen uns unseren Dämonen stellen, gegen sie kämpfen und wir werden früher oder später gewinnen. Ein anderer Punkt, an dem sich die Meinungen wirklich scheiden, ist, ob man Todkranke in ihrem Wunsch nach dem Tod unterstützen sollte. Ich weiß noch ganz genau, wie mein Vater immer gesagt hat, dass, bevor er zu einem Pflegefall wird, er lieber ein Auto klaut und von einer Klippe fährt, damit das Problem von selbst gelöst wird. Ich fand diesen Gedanken immer unglaublich schrecklich.

Tatsächlich teilen aber viele Menschen seine Meinung. Kaum einer möchte zum Pflegefall werden und von Maschinen abhängig sein, die nur dafür da sind, das Leben und das damit vielleicht verbundene Leid zu verlängern. Wäre es dann nicht viel besser, angeleitet durch einen Arzt eine sichere Methode zur Selbsttötung, zum Beispiel

Tabletten, zu wählen? In dem Moment sind wir im Bereich der Ethik angelangt. Hat ein Mensch überhaupt das Recht dazu, sein eigenes Leben zu beenden und kann er die Entscheidung überhaupt allein treffen? Was ist, wenn er es dann doch bereut und es rückgängig machen möchte, es aber dann zu spät ist? Gegner der aktiven Sterbehilfe argumentieren, dass die befürchteten Schmerzen mit Schmerzmitteln und moderner Medizin betäubt werden können, sodass man aus diesem Grund nicht früher sterben müsste.

Befürworter von Sterbehilfe wiederum sagen, dass es nicht immer möglich ist, qualvolle Schmerzen so zu lindern, dass diese erträglich sind. Viele Menschen wünschen sich nicht so ein Leben und wollten nicht, dass sie in ihren letzten Tagen nicht mehr sie selbst, sondern nur noch abhängig von Maschinen sind, die ein Leben verlängern sollen, das für sie nicht mehr lebenswert ist. Es wäre für sie besser, wenn sie nicht einen qualvollen Tod sterben müssten oder sich für einen Suizid entscheiden müssten, der vielleicht auch noch andere in Gefahr bringt (wie vor den Zug springen oder vom Hochhaus), sondern die Möglichkeit hätten, schmerzlos und sicher zu sterben. Gegner vom Tod durch den Arzt entgegnen, dass der Tod niemals als ein Instrument gegen eine Krankheit genutzt werden sollte, sondern dass man sich in andere Richtungen orientiert muss.

Die Forschung zur Heilung schwerer Krankheiten würde rapide zurückgehen, da man ja jetzt einfach als Allheilmittel „sterben" kann. Andererseits wird uns seit unserer Geburt beigebracht, dass wir selbstbestimmt leben sollen. Haben wir dann nicht auch das Recht, unseren Tod und Todeszeitpunkt selbst zu wählen? Warum müssen wir uns mit Schmerzen quälen und unseren Körperfunktionen komplett ausgeliefert sein, was uns vielleicht noch zusätzlich beschämt und wütend macht, wenn wir dies auch alles beenden können? Wenn wir mit dem Tod unseren Frieden gemacht, uns verabschiedet und unsere Angelegenheiten auf der Erde geregelt haben, wieso sollten wir dann etwas herauszögern müssen, was sowieso bald eintreten wird? Und dafür auch noch viel Geld bezahlen, dass eigentlich für unsere Kinder und Enkelkinder gedacht gewesen ist? Warum sollte es dann nicht für diesen Fall die Möglichkeit geben, unter ärztlicher Aufsicht, zum Beispiel durch einen Medikamenten-Cocktail, die letzte Ruhe zu finden? Gegner vom verlangten Selbstmord argumentieren, dass dadurch die Linie von Mord und Suizid verschwimmt.

Jemandem das Leben zu nehmen ist eine Entscheidung, die andere nicht treffen dürfen, sondern nur man selbst. Es könnten keine Richtlinien entworfen werden, ohne dabei in einen ethischen Konflikt zu kommen. Wann ist angeleiteter Suizid vertretbar und wann nicht? Außerdem befürchten sie, dass durch die Erlaubnis ein ganz neuer Geschäftszweig mit dem Tod aufblühen würde, durch Ärzte, die sich darauf spezialisiert haben, Menschen ihren Todeswunsch zu erfüllen. Sie sehen also, das Thema ist kein leichtes. Egal, auf welcher Seite man in dieser Debatte letztendlich steht, beide haben auf jeden Fall genügend Argumente, entweder dafür oder dagegen. Es ist immer schwer, abzuwägen und zu entscheiden, da die Entscheidung vielleicht ganz anders ausfallen würde, sobald man selbst in der Lage wäre und vielleicht starke Schmerzen empfinden würde – oder jemand, der einem nahe steht. Es ist gut, dass die Entscheidung keine leichte ist, weil mit dem menschlichen Leben niemals leichtfertig umgegangen werden sollte. Ob der Tod der letzte Ausweg bei starken Schmerzen oder einem langen Leidensweg ist, mag ich nicht zu bewerten, das liegt im Ermessen des Einzelnen. Jemandem dabei zu helfen, ist in Deutschland nicht erlaubt und steht unter Strafe.

# Der Tod – eine kleine Zusammenfassung

SO, meine Damen und Herren, wir sind am Ende einer langen Reise angekommen und ich bedanke mich bei Ihnen, dass Sie bis zum Schluss durchgehalten haben. Ich weiß, dass das Thema „Sterben" kein einfaches ist und viele von Ihnen bestimmt schon einmal auf die eine oder andere Art und Weise damit konfrontiert worden sind.

Hut ab, dass Sie sich dieser Thematik gestellt haben. Ich hoffe, dass ich Ihnen etwas mit Ihren Fragen weiterhelfen und etwas Klarheit in die Komplexität des Todes bringen konnte.

Aber zu welchem Schluss kommen wir nun und was haben wir gelernt? Ich glaube, das Wichtigste, was ich Ihnen mitgeben möchte, ist, dass jeder für sich selbst entscheiden kann, wie er mit einem großen Verlust umgeht. Sie sind diejenigen, die damit leben müssen, also wissen Sie auch, was Ihnen in Ihrem ganz individuellen Fall am besten tun würde. Lassen Sie sich niemals von anderen unter Druck setzen, die meinen, dass Ihre Art und Weise, zu trauern, nicht angemessen sei.

Niemand anders hat das Recht, die eigene Trauer zu bewerten, als man selbst. Seien Sie ehrlich und hören Sie auf Ihr Bauchgefühl und darauf, was Ihre Emotionen Ihnen mitteilen möchten. Handeln Sie nicht gegen Ihre Bedürfnisse, sondern nehmen Sie sich Zeit, das Erlebte zu verarbeiten. Jeder Mensch braucht unterschiedlich lange, um mit so etwas fertig zu werden. Wenn Sie merken, dass Sie es nicht allein schaffen, scheuen Sie sich bitte nicht davor, sich Unterstützung zu holen. Manchmal ist der Schmerz eben zu groß, um allein da durchgehen zu können. Sie werden diese Zeit überstehen, weil Sie Ihren Emotionen den Raum geben, den sie benötigen, ohne sich deswegen schlecht zu fühlen.

Nur durch das konkrete Ausleben von Gefühlen kann man diese verarbeiten. Irgendwann wird es Ihnen wieder besser gehen und Sie werden erkennen, dass Sie ein Leben, das Ihnen gerecht wird, verdienen. Sie schaffen das. Ein anderer Aspekt, dem wir uns gewidmet haben, ist der Sterbende. Wichtig ist es, seine Bedürfnisse zu achten und für ihn da zu sein. Auch wenn wir uns die letzten Tage und Stunden vielleicht anders vorstellen, sollten wir auf die Wünsche des Sterbenden eingehen, ihm Ruhe geben, wenn er dies benötigt, und für ihn da sein, wenn er nicht allein sein möchte. Niemals schauen wir von oben herab auf ihn und wir erhalten stets seine Würde. Sterben ist nie einfach, für keinen von uns, und weil wir wissen, dass, wenn erst einmal jemand von uns gegangen ist, wir ihn in diesem Leben nicht mehr wiedersehen, versuchen wir, alles Unausgesprochene auszusprechen, zu verzeihen und gleichzeitig um Vergebung zu bitten.

Egal, auf welcher Seite wir stehen, ob wir der Sterbende sind oder die Angehörigen, wir sollten nie Groll mit ins Grab nehmen. Egal, ob ein Freund, ein Kind oder ein anderer geliebter Mensch stirbt, jeder Verlust steht für sich selbst und kann nicht gegen einen anderen aufgewogen werden.

Es kommt nicht darauf an, wer der Verstorbene war, sondern wer er für uns selbst war.

Aus diesem Grund ist Trauer auch etwas Persönliches und darf uns von niemandem abgesprochen werden. Durch gegenseitige Unterstützung, Geduld und Mitgefühl können wir auch anderen in ihrer Trauer helfen. Ein Testament und eine Bestattungsverfügung können unseren Angehörigen die Arbeit in der Trauer erleichtern und sorgen dafür, dass wir die Beisetzung bekommen, die wir uns wünschen.

Wir können unter vielen Möglichkeiten wählen, sei es eine Beerdigung, Feuerbestattung oder doch etwas Außergewöhnliches wie eine Diamantbestattung. Egal, wofür sich entschieden wird, wir versuchen immer, die finanziellen Mittel so weit wie möglich zur Verfügung zu stellen, damit unsere Verwandten unsere Wünsche auch ausführen können, ohne dass sie sich selbst in Unkosten stürzen müssen. Da wir nun wissen, wie der Tod abläuft, ist er für uns kein ungewisses Terrain mehr. Im Gegenteil, wir wissen, dass wir keine Angst vor dem Prozess des Sterbens an sich haben müssen, da der Moment des Todes nicht schmerzhaft ist. Selbst unsere schlimmsten Alpträume und die schrecklichsten Todesarten erfüllen uns nicht mehr mit Furcht (in der Theorie). Leben ist schmerzhaft, der Tod dafür nicht. Wir haben andere Kulturen und ihre Art, zu trauern, kennengelernt und haben nun ein Bild davon, wie eine andere Form des Abschieds auch vonstattengehen kann. Dadurch wissen wir, dass Menschen auf der ganzen Welt unterschiedliche Auffassungen vom Leben und vom Tod haben und vielleicht können wir uns von der einen oder anderen Kultur noch etwas abschauen.

Sterben wird in unserer Gesellschaft tabuisiert. Indem wir uns mit ihm beschäftigen, wirken wir dagegen, da wir andere Leute aufklären und ermutigen können, sich auch selbst damit zu beschäftigen. Wir können fast nur gewinnen, wenn wir uns damit befassen. Uns wird ein Teil unserer Angst genommen, wir können für andere vorsorgen und erkennen, was für uns wirklich wichtig ist.

Das Leben bekommt erst durch den Tod eine Wertigkeit und wir müssen unser Leben so ausrichten, dass wir unseren inneren Bedürfnissen gerecht leben. Wofür sollten wir uns unser Leben lang in einem Job quälen, der eigentlich nicht das ist, was wir wollen, und uns nicht erfüllt? Durch die Besinnung auf unsere Endlichkeit können wir alles, was wir jetzt in unserem heutigen Leben haben, mehr schätzen und gewinnen ein Gefühl dafür, was uns gut tut und was nicht. Jeder Tag ist kostbar und als solches sollte er auch behandelt werden. Natürlich ist dies eine sehr romantisierende Vorstellung, aber wenn wir uns im Kleinen dies verinnerlichen könnten, haben wir schon viel erreicht.

Wir können Zeit mit den Menschen verbringen, die uns wirklich wichtig sind, und uns von Dingen trennen, die uns nicht gut tun. Dadurch können wir unserem Leben eine ganz neue positive Richtung geben. Was nach dem Tod kommt, kann letztendlich keiner wissen und wir haben uns mit den verschiedenen Auffassungen von einem „Leben danach“ beschäftigt – sei es in Form einer Religion, in der der Himmel oder das Paradies auf uns wartet, oder in Form der Reinkarnation, die eine ewig wiederkehrende Wiederholung des Lebens für uns bereithält.

Das Wichtigste ist, dass wir in unserem jetzigen Leben gut zu anderen Menschen sind und auch zu uns selbst. Damit haben wir eigentlich schon gute Karten. Alles eigentlich keine schlechten Aussichten. Wer weiß, was kommt, vielleicht auch nichts, was wir mit unserem menschlichen Geist erfassen können.

Und gerade, weil wir im Grunde nichts sicher wissen, ist im Prinzip alles für uns möglich. Und wenn alles möglich ist, dann können wir uns auch das, was am besten zu uns passt, herauspicken. Wozu uns das Leben schwer machen mit etwas, was wir eh nicht ändern können?

Wichtig ist, dass wir unser Leben so schön wie möglich gestalten und wer weiß, vielleicht erreichen wir in diesem Leben noch die Unsterblichkeit? Die Wissenschaft beschäftigt sich intensiv mit diesem Phänomen und hat schon einige Ansätze entwickelt, sei es der Cyborg oder das Mind-Uploading auf einen Computer. Mal schauen, ob wir dies noch erleben.

Mit diesen Worten verabschiede ich mich und wünsche Ihnen, dass Sie noch ein langes und gesundes Leben vor sich haben. ☺

# Anhang

Es folgen praktische Merkblätter, die Sie im Trauerfall als Hilfestellung heranziehen können.

## Meine Bestattungsverfügung

Ich,

Name:

Geburtsdatum und –ort:

Anschrift:

bestimme hiermit für den Fall meines Todes nachfolgende Vorgehensweise bezüglich der Bestattung meiner sterblichen Überreste:

Im Falle meines Todes beauftrage ich folgende Person.

Name:

Geburtsdatum und –ort:

Anschrift:

Telefon / E-Mail:

Mit der Organisation meiner Bestattung und bevollmächtige diese Person, alle offenen Fragen bezüglich der Bestattung zu klären (nur auszufüllen, wenn eine bestimmte Person die Bestattung organisieren soll).

**Ich habe mich entschieden für:**

☐ Feuerbestattung

☐ Erdbestattung

**Mein Wunschbestatter ist:**

Name:

Anschrift:

Telefon / E-Mail:

**Finanzielle Absicherung:**

☐ Meine Bestattung ist finanziell abgesichert durch einen Vorsorgevertrag

☐ Meine Bestattung ist finanziell abgesichert durch eine Vorsorgeversicherung

☐ Meine Bestattung ist finanziell abgesichert durch meine Familie / Freunde

☐ Meine Bestattung ist finanziell abgesichert durch ein Sparkonto

Institut:

**Weitere Dinge sind mir wichtig:**

Hiermit bestätige ich, dass ich die vorstehenden Angaben aus freiem Willen und ohne äußeren Druck gemacht habe und ich im Vollbesitz meiner geistigen Kräfte bin. Von allen Beteiligten erwarte ich, dass dieser Verfügung in jedem Falle Folge geleistet wird. Sollte eine Bestimmung nicht möglich, oder eine Situation nicht hinreichend beschrieben sein, so soll mein aus meinen Dokumenten hervorgehender, mutmaßlicher Wille umgesetzt werden.

Ort, Datum, Unterschrift Verfügender

Ort, Datum, Unterschrift Zeuge

**Unterlagen die im Trauerfall benötigt werden:**

| Unterlagen | Aufbewahrungsort |
| --- | --- |

- Personalausweis
- Geburtsurkunde (bei ledigen)
- Heiratsurkunde/ Familienbuch
- ggf. Sterbeurkunde des Partners
- ggf. Scheidungsurkunde
- Krankenkassen Karte
- Rentenunterlagen
- ggf. Lebensversicherungen/ Sterbegeld Policen
- Testament
- ggf. Bestattungsverfügung
- Sonstige:

# Informationen für Hinterbliebene

## Bei Eintritt des Trauerfalls:

- Einen Arzt rufen, denn dieser untersucht den Verstorbenen und stellt anschließend den Todesschein aus. Eventuell die Heimverwaltung informieren. Gegebenenfalls die Polizei anrufen, falls ein Unfall oder ein (Selbst-) Tötungsverdacht vorliegt
- Falls vorhanden die Bestattungsverfügung prüfen und die Verwandten informieren
- Meldung des Todesfalls beim Standesamt zur Beantragung der Sterbeurkunden (in den ersten 72h)
- Meldung des Todesfalls bei der Kranken -und Rentenversicherung (in den ersten 72h)
- Meldung des Todesfalls beim Arbeitgeber (in den ersten 72h)

**Vor der Bestattung:**

- Planung der Bestattung ggf. unter Berücksichtigung der Bestattungsverfügung
- Nachlassgericht kontaktieren (Nicht amtliches Testament einreichen, (ca. 10 - 15 Erbscheine beantragen)
- Kündigung von laufenden Zahlungen
- Meldung des Todesfalls bei Vereinen,
- Organisationen, Banken, der Post
- Abmeldung beim Sozial-/ Versorgungsamt
- Falls Todesfall im Krankenhaus/ Pflegeheim eintrat, Kleidung und persönliche Gegenstände abholen

## Nach der Bestattung

- Verbleib von Kleidung/ Gegenständen/ Möbeln des Verstorbenen klären
- ggf. Mietvertrag kündigen/ Immobilien klären
- Grabgestaltung/ Grabpflege organisieren oder selbst übernehmen ggf. unter Berücksichtigung einer Bestattungsverfügung
- ggf. Antrag auf Rentenfortzahlung (3 Monate) beim Rententräger stellen
- Ämter kontaktieren (Steuererklärung, Abmeldung Kfz-Steuer)

**Die Bestattungsverfügung können Sie kosten herunterladen unter folgendem Link:**

**https://drive.google.com/drive/folders/1AaTEb3C0n1Y7BLqWKkWAFqAsw24dQSF6?usp=sharing**

**Oder Scannen Sie einfach mit Ihrem Smartphone den folgenden QR Code:**

SCAN ME

„Ein guter, edler Mensch, der mit uns gelebt, kann uns nicht genommen werden, er lässt eine leuchtende Spur zurück gleich jenen erloschenen Sternen, deren Bild noch nach Jahrhunderten die Erdbewohner sehen."

Jean de la Fontaine

# Werte Leserin,
# Werter Leser,

vielen Dank, dass Sie sich für den Titel „Tod – Wir Müssen Übers Sterben Reden" entschieden haben! Ich hoffe, dass Sie mit dem Kauf dieses Buches zufrieden sind.

Kundenzufriedenheit ist mir extrem wichtig und ich freue mich, wenn Sie mir Ihre Eindrücke und Feedback mitteilen könnten. Denn dann helfen Sie auch anderen Kunden bei der Auswahl.

Bei Fragen zu dem Buch und weiteren Anliegen stehe ich selbstverständlich gerne zur Verfügung!

Schreiben Sie mir einfach eine Mail an

leserzufriedenheit@web.de.

Vielen Dank,

Elias Hellbach

# FORFEVER YOUNG

# DAS ENDE DES ALTERNS

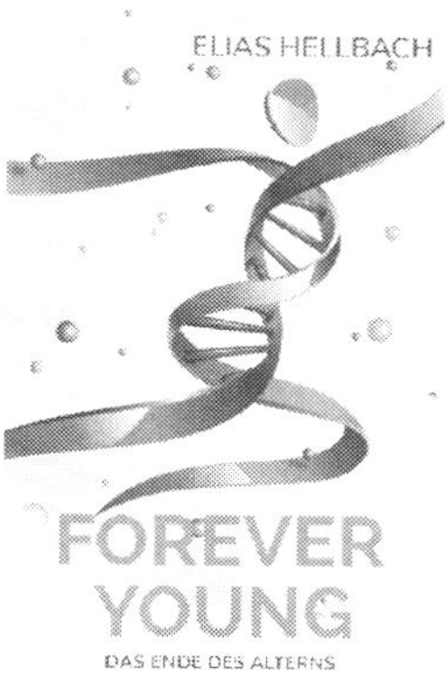


Taschenbuch ISBN-13 :979-8682013241

**Das Altern sicher stoppen**

Was passiert in unserem Körper, wenn wir altern? Und haben Sie sich schon einmal gefragt, ob es möglich ist, das Altern aufzuhalten? In diesem Buch erhalten Sie Schritt für Schritt die notwendigen Informationen was genau für die Alterungsprozesse in unserem Körper verantwortlich ist und wie es möglich ist, diese Prozesse zu beeinflussen.

Lesen Sie mehr auf

**https://www.amazon.de/dp/B08HGTT1B6**

# Quellenangaben


- https://www.palverlag.de/Trauerarbeit.html
- https://www.futurezone.de/science/article227392445/Forscher-ueber-5-Wege-zur-Unsterblichkeit-In-17-Jahren-sollen-wir-soweit-sein.html
- https://www.herder.de/religion-spiritualitaet/glaube/unsterblichkeit/
- https://sz-magazin.sueddeutsche.de/gesundheit/so-werden-wir-eines-tages-sterben-82571
- https://leben-nach-dem-tod.eu/
- https://leben-nach-tod.de/
- https://www.palliativ-netzwerk.de
- https://www.aerzteblatt.de/archiv/125078/Der-Tod-Was-ist-er-wann-kommt-er
- https://www.n-tv.de/panorama/Warum-wir-ueber-das-Sterben-sprechen-sollten-article19115621.html
- https://www.focus.de/panorama/welt/nach-zweifachem-klinischen-tod-junger-student-erklaert-so-fuehlt-sich-der-tod-an_id_4508464.html
- https://www1.wdr.de/mediathek/video/sendungen/quarks-und-co/video-wann-duerfen-wir-sterben-100.html

- https://www.planet-wissen.de/gesellschaft/tod_und_trauer/sterben/pwielebennachdemtod100.html
- https://www.br.de/wissen/um-kinder-trauern-wie-eine-amputation-des-herzens-100.html
- https://www.leben-ohne-dich.de/
- https://www.veid.de/
- https://november.de/ratgeber/bestattungsarten/
- https://www.bestattungsvergleich.de/ratgeber/bestattungsarten/
- https://www.bestattungsarten.net/
- https://www.t-online.de/leben/id_86751478/ranking-die-zehn-skurrilsten-bestattungsriten-der-welt.html
- https://www.bestattungen.de/wissenswertes/studien/studie-aussergewoehnliche-bestattungsriten-der-welt.html
- https://www.bestattungsvergleich.de/ratgeber/bestattungsarten/alternative-bestattungsformen/
- https://www.rbb-online.de/schulstunde-tod/der_tod/bestattungsriten_in.file.html/Die_letzte_Reise_Mach_dich_schlau_Bestattungsriten_in_den_Weltreligionen.pdf
- https://www.finanztip.de/testament-checkliste/
- https://www.bestattungen.de/ratgeber/erbe/testament/testament-muster.html

- https://www.erbrecht-ratgeber.de/erbrecht/testament/
- https://www.testament-verfassen.com/
- https://www.sueddeutsche.de/leben/tiere-welches-tier-darf-ich-im-garten-begraben-dpa.urn-newsml-dpa-com-20090101-190919-99-946402
- https://praxistipps.focus.de/hund-im-garten-begraben-das-muessen-sie-beachten_45607#:~:text=Die%20rechtliche%20Situation%20bei%20Haustierbeerdigungen%201%20In%20den,Garten%20in%20einem%20Wasserschutzgebiet%20liegt.%20Weitere%20Artikel...%20
- https://selbermachen.de/garten/haustiere-begraben-wo-ist-es-erlaubt
- https://unser-hafen.de/
- http://mensch-und-tier-friedhof.de/
- https://www.tierhimmel.de/
- https://www.focus.de/gesundheit/ratgeber/faszinierende-animation-chemiker-enthuellen-so-fuehlt-es-sich-wirklich-an-zu-sterben_id_5047079.html
- https://am-lebensende.de/was-fuehlt-man-beim-sterben/
- https://november.de/ratgeber/todesfall/sterbeprozess-anzeichen/

- https://www.mymoria.de/de/magazin/anzeichen-des-sterbens-woran-erkennt-man-den-bevorstehenden-tod
- https://www.weltderwunder.de/artikel/die-wissenschaft-der-letzten-minuten-was-wirklich-passiert-wenn-wir-sterben
- https://ze.tt/das-sagen-sterbende-kurz-vor-ihrem-tod-hospiz/
- https://www.spiegel.de/consent-a-?targetUrl=https%3A%2F%2Fwww.spiegel.de%2Fspiegel%2Fa-684976.html&ref=https%3A%2F%2Fwww.bing.com%2F
- https://www.zeit.de/zeit-wissen/2008/06/Sterbegefuehle
- https://www.raum-und-zeit.com/bewusstsein/leben-nach-dem-tod/
- https://www.zeit.de/wissen/gesundheit/2018-03/tod-sterben-palliativmedizin-hospiz-nahtod-koerper-entladung-gehirn
- https://www.planet-wissen.de/gesellschaft/tod_und_trauer/sterben/pwielebennachdemtod100.html
- https://www.brigitte.de/liebe/persoenlichkeit/leben-nach-den-tod--das-passiert--wenn-wir-sterben-10862026.html

- http://palliativlexikon-freiburg.de/startseite/essen-und-trinken-am-lebensende/ueberblick/der-sterbeprozess/
- https://www.gesundheit.de/medizin/vorsorge/ges und-leben/warnsignale-des-koerpers
- https://www.dr-gumpert.de/html/was_passiert_wenn_man_stirbt.html
- https://www.onmeda.de/pflege/sterbeprozess.html
- https://www.helpster.de/warum-sterben-menschen-so-erklaert-s-die-biologie_121353
- https://www.planet-wissen.de/gesellschaft/tod_und_trauer/trauer/index.html
- https://www.psychotipps.com/selbsthilfe/trauer.html
- https://november.de/ratgeber/trauerhilfe/trauerphasen/
- https://www.trauer.de/trauer-und-trost/trauerhilfe2/die-trauerphasen
- https://www.berlin.de/special/todesfall-und-bestattungen/3313846-3309543-trauer-verarbeiten-welche-phasen-der-tra.html
- https://www.bestatter.de/wissen/trauerhilfe-und-trauerbewaeltigung/trauerarbeit/

- https://www.wissenschaft.de/umwelt-natur/unsterblichkeit/
- https://www.welt.de/kultur/plus205470895/Unsterblichkeit-Wir-werden-ewig-leben-und-das-ist-auch-gut-so.html
- https://www.helles-koepfchen.de/artikel/1605.html
- http://www.biologie-schule.de/qualle-steckbrief.php
- https://de.wikipedia.org/wiki/Unsterblichkeit
- https://www.bing.com/videos/search?q=unsterblichkeit&docid=608022452950074804&mid=6F3FAC7DF875952952C16F3FAC7DF875952952C1&view=detail&FORM=VIRE
- https://m.thieme.de/viamedici/klinik-faecher-pathologie-1542/a/sterben-wie-fuehlt-sich-das-an-30643.htm#:~:text=%20Sterben%20%E2%80%93%20wie%20f%C3%BChlt%20sich%20das%20an%3F,bewusstlos%2C%20weil%20die%20Flammen%20ihnen%20vor...%20More%20
- https://www.thieme.de/statics/dokumente/thieme/final/de/dokumente/tw_psychiatrie-psychotherapie-psychosomatik/Sterben.pdf
- https://www.welt.de/vermischtes/article113868520/Die-Sehnsucht-nach-dem-Licht-das-einen-holt.html

- https://www.welt.de/vermischtes/article113868520/Die-Sehnsucht-nach-dem-Licht-das-einen-holt.html
- https://www.grenzwissenschaftler.com/2016/12/01/nahtoderfahrung-berichte/
- https://www.sonntagsblatt.de/artikel/spiritualitaet-mystik/wiedergeburt-reinkarnation-seelenwanderung-bibel-christentum
- http://www.reinkarnation.de/
- https://wiki.yoga-vidya.de/Reinkarnation
- https://www.spektrum.de/lexikon/psychologie/reinkarnation/12737
- https://www.religionen-entdecken.de/lexikon/g/goetter-und-goettinnen-im-hinduismus
- https://www.hinduismus.ch/?Vielfalt_Hinduistischer_G%C3%B6tter
- https://www1.wdr.de/dossiers/religion/hinduismus/hinduismus120.html
- https://www.planet-wissen.de/kultur/religion/buddhismus/kernaussagen-des-buddhismus-100.html
- https://www.geo.de/geolino/mensch/8201-rtkl-weltreligionen-der-buddhismus

- https://www.liebe-und-selbstfindung.de/buddhismus-ursprung-geschichte-grundlagen-und-stroemungen/
- https://www.planet-wissen.de/kultur/religion/judentum/index.html
- https://www.religionen-entdecken.de/religionen/judentum
- http://www.judentum-projekt.de/religion/judentumwasistdas/index.html
- https://www.planet-wissen.de/kultur/religion/islam/index.html
- https://www.welt.de/themen/islam/
- https://www.prevention-suicide.lu/de/fuer-betroffene/wenn-du-an-suizid-denkst/
- https://www.destatis.de/DE/Themen/GesellschaftUmwelt/Gesundheit/Todesursachen/Tabellen/suizide.html
- https://www.therapie.de/psyche/info/index/diagnose/suizid/gruende-selbsttoetungsabsichten-suizidalitaet/
- https://www.ak-leben.de/lag/thema-suizid.html
- https://letzte-hilfe.de/
- https://de.wikipedia.org/wiki/Sterben
- https://de.wikipedia.org/wiki/Leben_nach_dem_Tod

- https://www.bing.com/videos/search?q=darf+man+sein+leben+selbst+beenden&docid=607989965773145808&mid=FC4A920A1093B856BBAAFC4A920A1093B856BBAA&view=detail&FORM=VIRE
- https://de.wikipedia.org/wiki/Liste_von_Religionen_und_Weltanschauungen
- https://www.netdoktor.de/palliativmedizin/was-passiert-beim-sterben-13164.html
- https://www.duden.de/rechtschreibung/sterben
- https://www.netdoktor.de/palliativmedizin/wenn-kinder-sterben-4237.html#:~:text=Wenn%20ein%20Kind%20stirbt%2C%20bleibt%20f%C3%BCr%20die%20Familie,von%20ihnen%20sterben%20pro%20Jahr%20laut%20Kinderpalliativzentrum%20M%C3%BCnchen.
- https://www1.wdr.de/mediathek/video/sendungen/quarks-und-co/video-letzte-hilfe-was-wir-uebers-sterben-wissen-100.html
- https://www1.wdr.de/mediathek/video/sendungen/quarks-und-co/video-nahtoderfahrungen-102.html
- https://www1.wdr.de/mediathek/video/sendungen/quarks-und-co/video-wie-wir-sterben-100.html
- https://www.bestattungen.de/ratgeber/todesfall.html

# Impressum



2020

wird vertreten durch

c/o Werneburg Internet Marketing und Publikations-Service
Phillip-Kühner-Straße 2
99817 Eisenach

Printed by Amazon Italia Logistica S.r.l.
Torrazza Piemonte (TO), Italy

26094767R00124